代謝は落とさず脂肪だけ落とす、
ずるい食べ方

体脂肪 狙い撃ち ダイエット

体脂肪専門家くどう

KADOKAWA

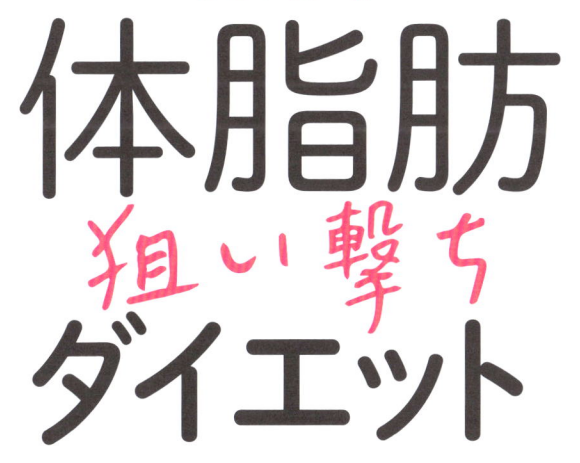

体脂肪だけを落とします！

はじめに

はじめまして！　体脂肪専門家くどうです。

食事メインで体脂肪を落とすことに特化したダイエット講座の運営を2022年よりスタート、わずか2年で累計600名以上の講座生を直接指導し、ダイエット成功に導いてきました。

また、「つらい食事制限や運動は続かなくて……」といったお悩みの声を、これまでたくさんうかがいましたが、体脂肪特化ダイエットでは過酷な食事制限や激しい有酸素運動は一切なし！　なので誰でも続けられます。

「もういい年齢なので、体脂肪が落ちにくいですか？」とも、よく聞かれます。60歳以上の講座生も多くいらっしゃいますが、目に見える成果を体感されています。

断言します！　「体脂肪だけを狙い撃ちしたダイエット」、これさえ実践できれば、これまでダイエットに失敗し続けたあなたも、

キツい食事制限も運動もなしで、

どんな年代のあなたも必ず効果を感じることができます。

僕自身、ダイエットでは何度も失敗を経験しています。そこから体脂肪について学び、さらには脳科学や食行動学、心理学などさまざまな分野も猛勉強を行った結果、3か月で体脂肪マイナス10%を実現！

体脂肪特化ダイエットの方法は、登録者数14万人を突破したYouTubeチャンネルや、公式LINEでも惜しみなく発信してきました。今回、それらの情報を1冊の本にまとめて、より多くのダイエットに迷う方々に届ける機会ができ、心から嬉しく思います。

この本で、あなたの人生が好転することを願っています。

体脂肪専門家くどう

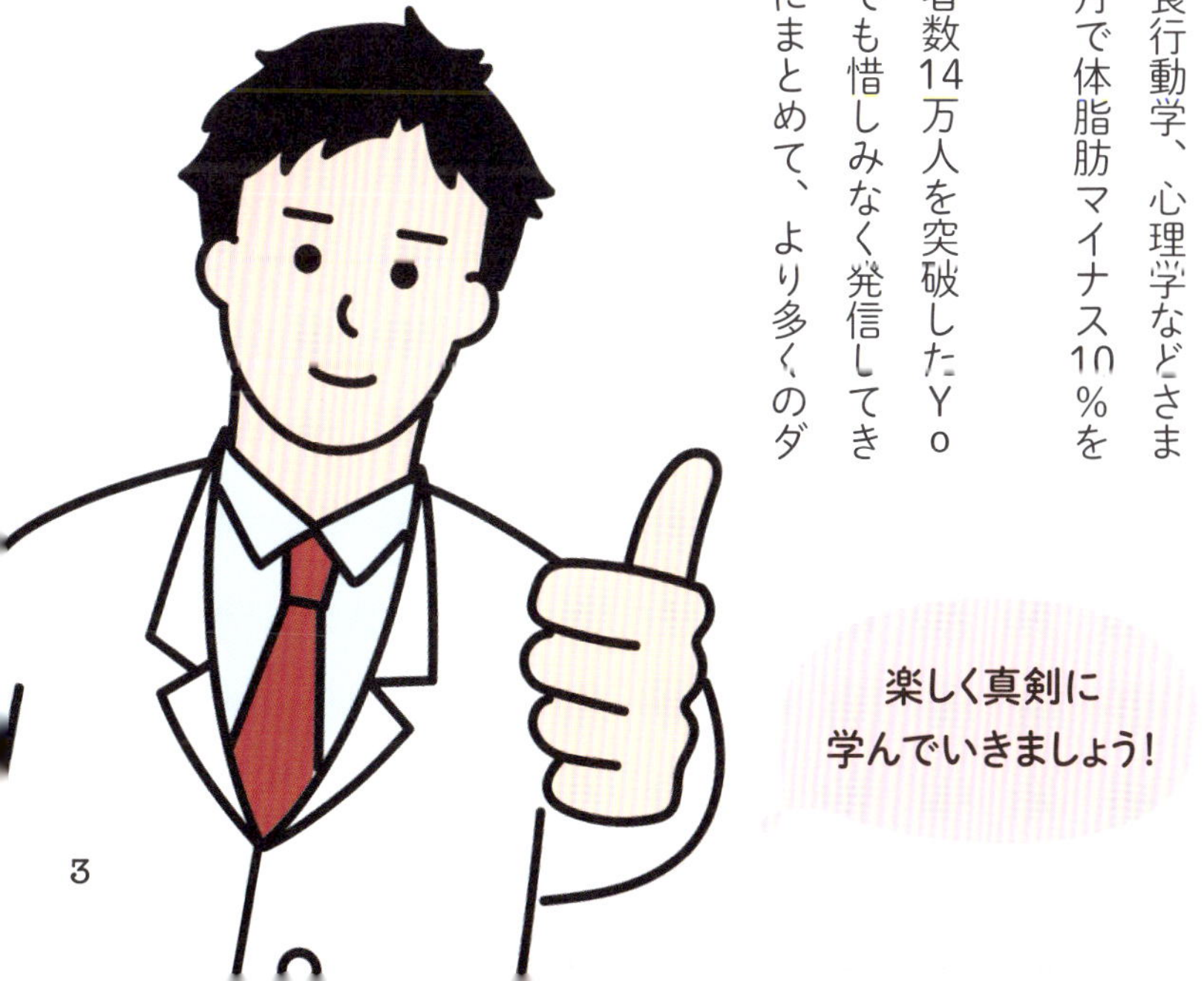

体脂肪だけを狙えば、必ず見た目は変わります

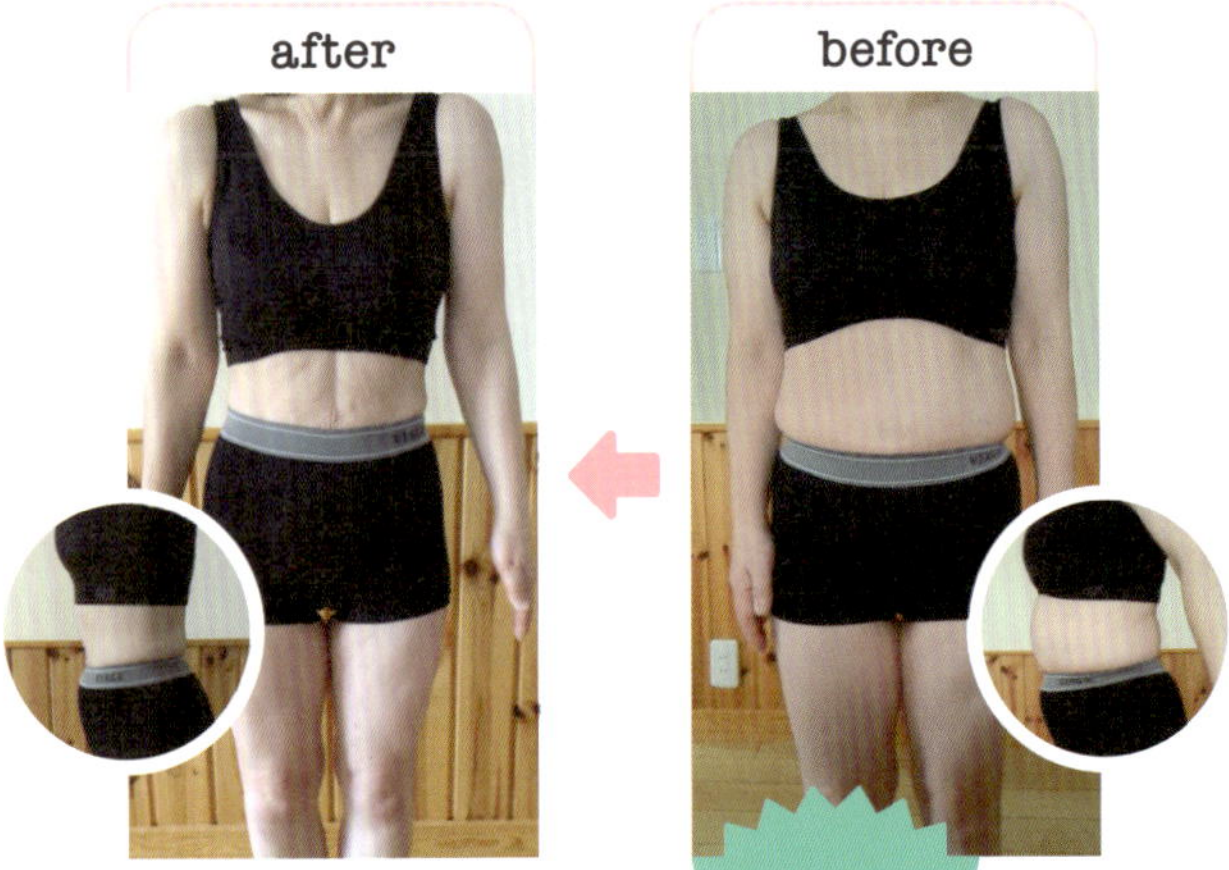

半年で体脂肪-13%!

まず、上の写真をご覧ください。くどう式体脂肪特化ダイエット講座の受講生・ゆりさん（62歳）のビフォア・アフター写真です。彼女はこれまで、糖質制限や16時間断食、ジム通いやYouTube動画によるワークアウトなどあらゆるダイエット法を試してきましたが、それも続かず成果も出ないというまさにダイエット難民となっていました。

そこで僕の講座に参加し、体脂肪特化ダイエットを実践したところ、約2か月で体形に変

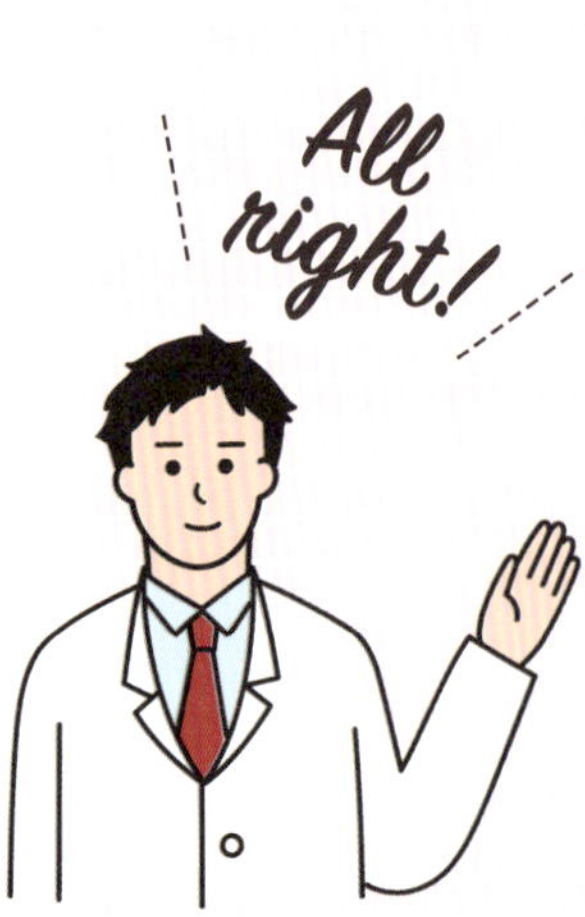

化が見られるようになり、半年で体重5kg減、さらにそこから3か月で2kg減、計7kgを落とすことに成功しています。半年で5kgは少ないと思うかもしれませんが、体脂肪1kgと3kgの模型がこちらです。これくらい大きいんです！

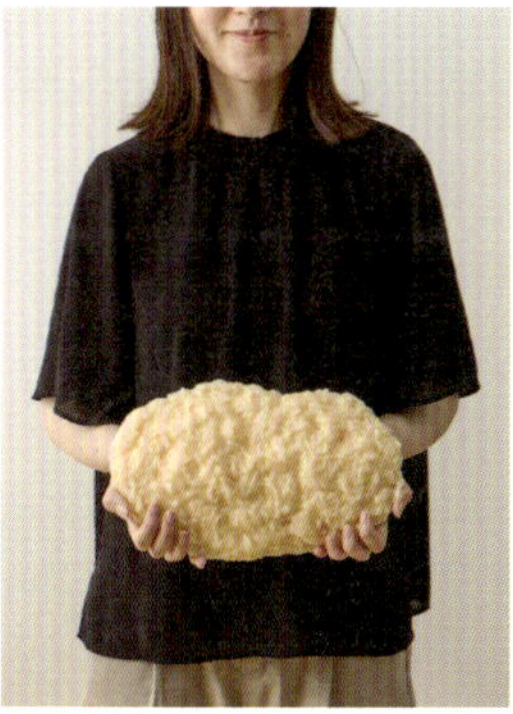

体脂肪1kg分

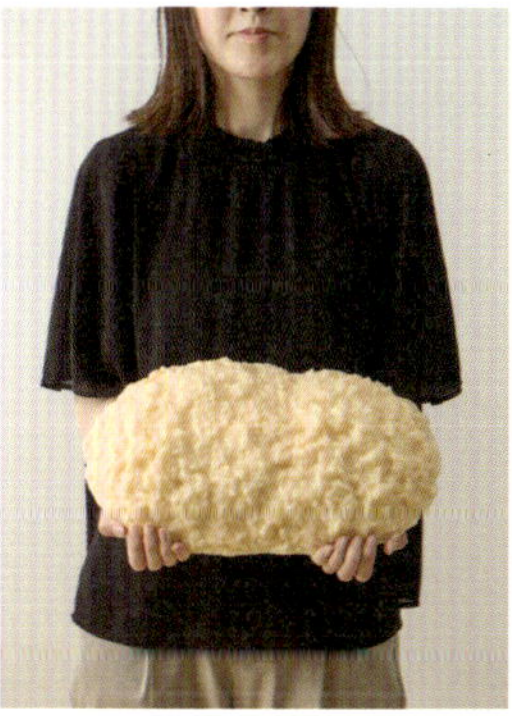

体脂肪3kg分

ゆりさんは、最終的に服のサイズがLからSサイズに、体脂肪率は37%から24%になったのですが、これだけ体脂肪が落ちれば、体形が大きく変わるのも当然です。

いったいどんな方法を行ったかというと、彼女はもともと基礎代謝が低かったので、代謝リセットのために2か月間は摂取カロリーを増やし、PFCバランスのいい食事をお腹いっぱい食べるようにしました。その後、アンダーカロリーを作るために、摂取カロリーを200kcalほど落とした食事に変えましたが、空腹感に悩まされることもなく続けられたそうです。さらに、家の掃除を意識的に増やすなどして日常の活動量を増やしたり、睡眠時間を増やしたりすることで、健康になりながら、スムーズにサイズダウンすることに成功しました。

代謝リセット？　ＰＦＣバランスって何？と疑問に思われたかもしれません。それこそ、ゆりさんが失敗続きのダイエットから抜け出し、成功できたカギになります。一般的なのは体重フォーカス型ダイエットで、体重は落ちても体形がなかなか変わらないため、モチベーションも続きません。しかし、最速で体脂肪だけを狙って落とす方法を理解していれば、結果は出せるんです。

そういう僕自身も、体重が激増してしまった時期があり、その頃は自分に自信も持てませんでした。糖質制限やハードな運動もやったけれど、効果が出ず。そこで、体脂肪についてもエビデンスのある研究データなどを調べ尽くし、きちんと食べながら体脂肪だけを落とす方法を、戦略として確立しました。それを実践したことで、僕も最終的に体脂肪率を10％落とすことに成功したんです。

間違ったダイエットで「続かない私はダメなんだ」と落ち込んでいる方に伝えたいのは、ダイエットはやる気や意志の問題ではないということです。正しい理論と体験に基づく方法を本書で紹介していきますから、ぜひついてきてください！

迷える人こそ、成功するチャンスあり！

あなたのダイエット難民度CHECK！

がんばっているのに成果が見えない……次のリストに１つでも☑が入った人は、ダイエットの弾をムダ撃ちしているかも？　でも大丈夫です！　今日から正しい方法でがんばれば、体脂肪だけが落ちて、ダイエットが楽しくなるはずです！

- □ 3か月ダイエットを続けても、見た目が変わらない
- □ 毎日体重計に乗っては、一喜一憂してしまう
- □ 糖質制限やファスティング（断食）をしている
- □ 毎日ジムに通って、運動しているのにやせない
- □ 流行りのストレッチだけでやせようとしている
- □ そんなに食べていないのに、なぜかすぐに太る
- □ 低カロリーの食材やお菓子を選ぶ

体脂肪だけを狙って落とす戦略があります

体脂肪特化ダイエットは、食事メインで体脂肪を落とすことに特化しています。といっても、食べることを制限したり、特定の食品だけを食べたりする方法ではありません。きちんと食べて満足感を得ながら、代謝のいい体を作ることをベースに、理論的に正しい戦略を実践していくだけです。まずは今みなさんが抱えている疑問やお悩みから、それに応えて必ず結果を出す、くどう式6つの戦略を紹介します。

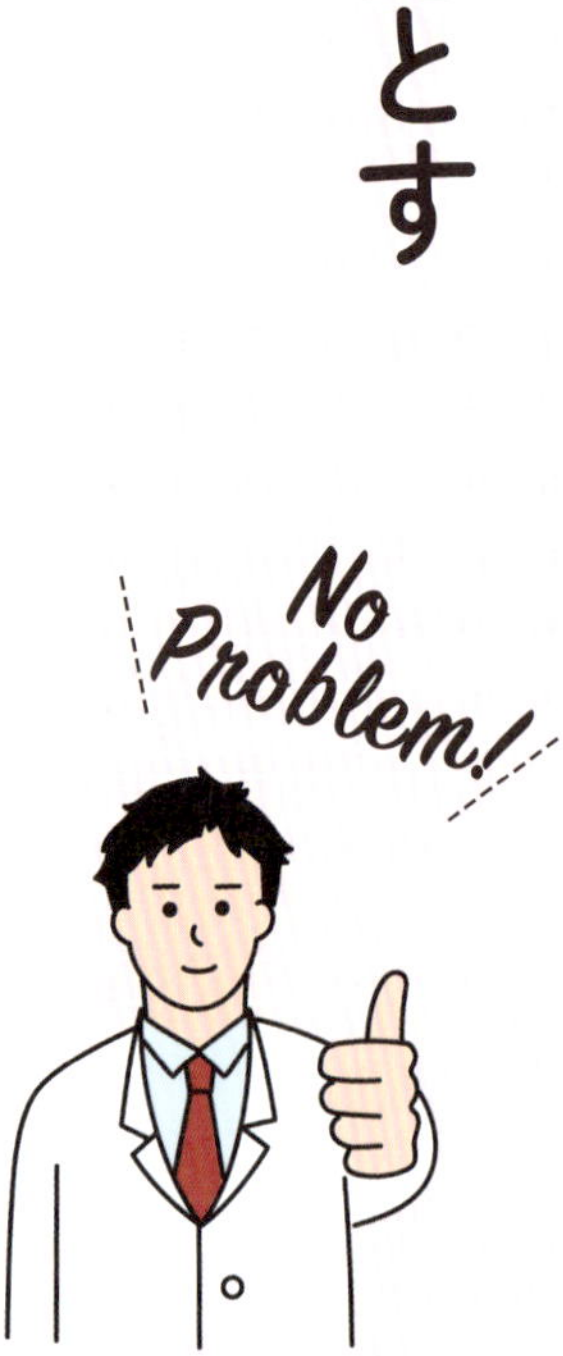

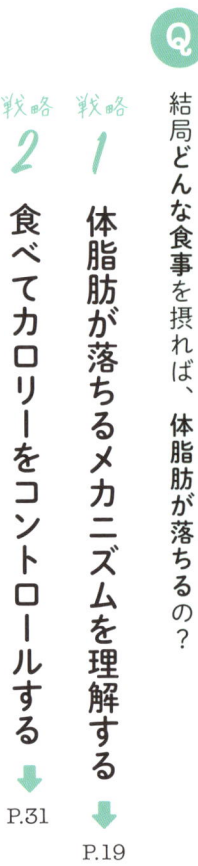

Q 結局どんな食事を摂れば、体脂肪が落ちるの？

戦略1 体脂肪が落ちるメカニズムを理解する
P.19

戦略2 食べてカロリーをコントロールする
P.31

戦略3
PFCバランスを整える
P.45

Q おやつをガマンできない！ どうすれば欲求を抑えられるの？

戦略4
間食をコントロールする
P.75

Q やっぱり運動はしないと、やせないでしょ？

戦略5
日常の活動量NEATを増やす
P.101

Q そんなに食べていないのに、やせないのはなぜ？

戦略6
代謝リセットで燃焼体質に変える
P.111

これらの戦略、実はどれも当たり前のことばかりなんです。

仕事や家事、育児などで忙しく、ただでさえストレスも溜まりやすいのに、間違ったダイエットでさらにストレスを抱えるなんてもったいない！ 戦略的ダイエットで、体脂肪もストレスも落として、自信を取り戻しましょう！

くどう式
体脂肪特化ダイエットで

キレイを手に入れた勝者 before & after!

6つの戦略を守ってダイエットに成功した多くの講座生の中から、掲載の許可をいただいた6名を紹介します。まずは、劇的に変わったbefore & after写真をご覧ください。40代、50代、60代の女性です。体脂肪を落とすのに、年齢は関係ありません！　彼女たちの詳しいダイエットストーリーは、巻末インタビュー（P.127～）に掲載しています。

No.1

柿沼さん（64歳）

ダイエット歴45年をついに卒業！
ウエストにくびれが出現！

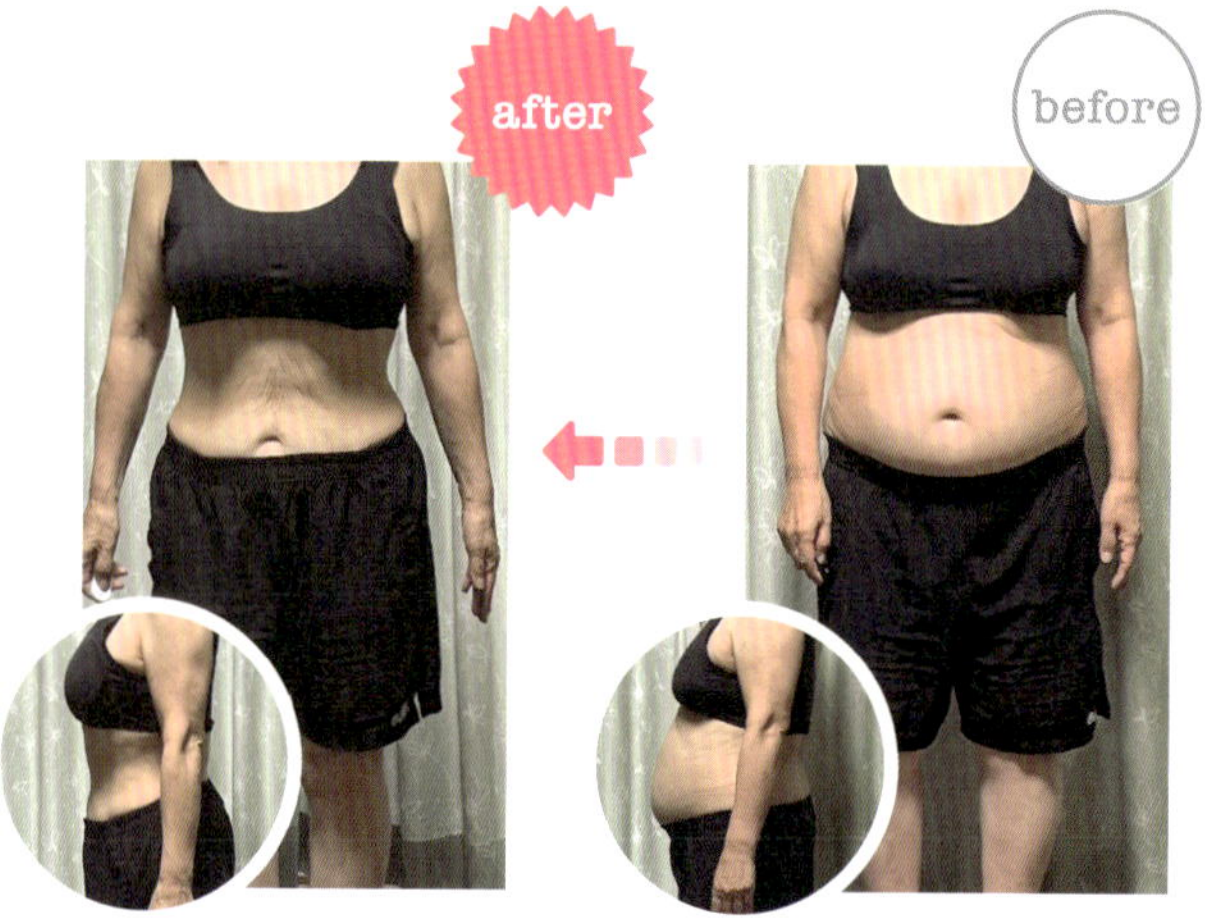

半年で

洋服サイズ	ウエスト	体脂肪率	体重
3L→L	-15cm	-7%	-9kg

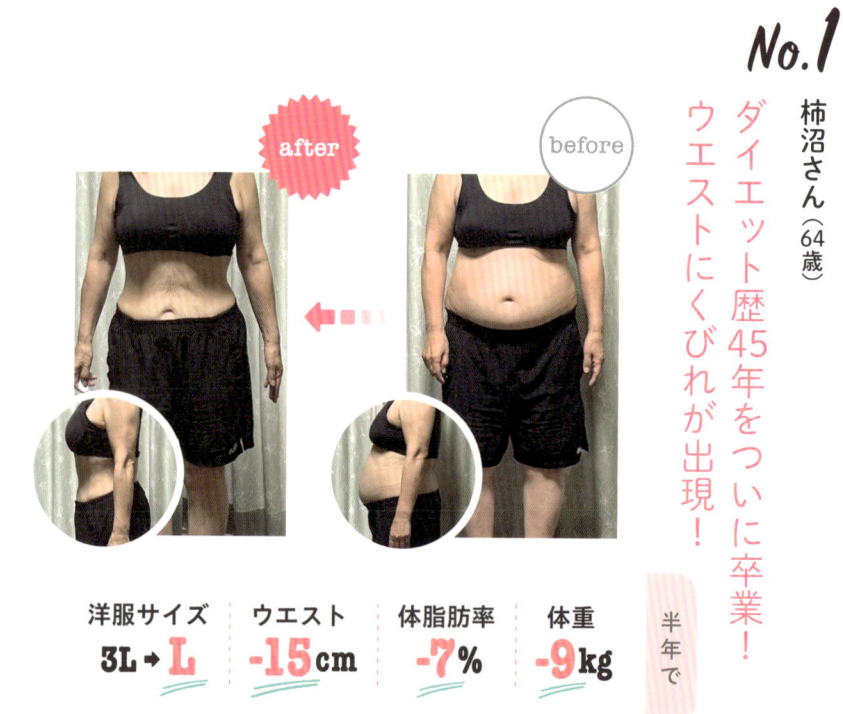

No.2

寺田さん（49歳）

食べ物への執着が消えて楽しくやせた！

after

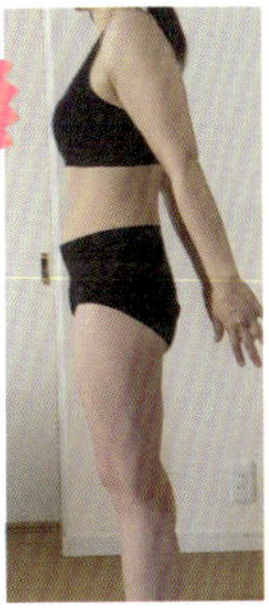

before

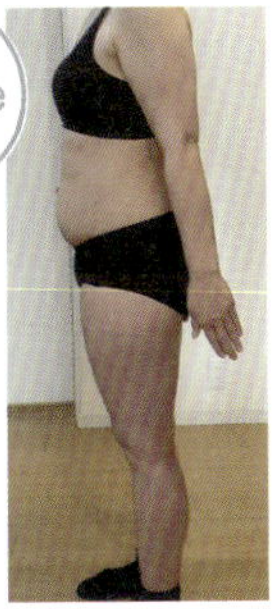

半年で

- 体重 **-8kg**
- 体脂肪率 **-5.4%**
- ウエスト **-12cm**
- 洋服サイズ **LL→M**

No.3

上田さん（51歳）

食事を管理しムダ食いがなくなった

半年で

- 体重 **-10kg**
- 体脂肪率 **-8%**
- 洋服サイズ **LL→S**

before

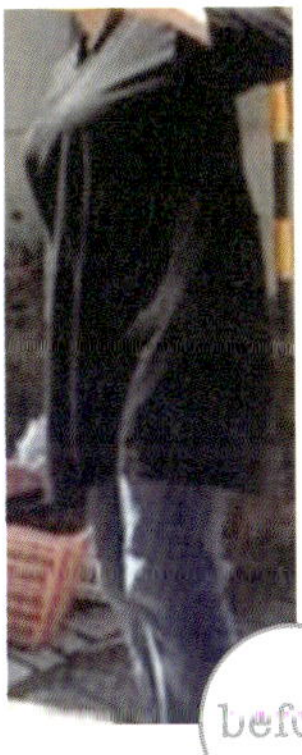

after

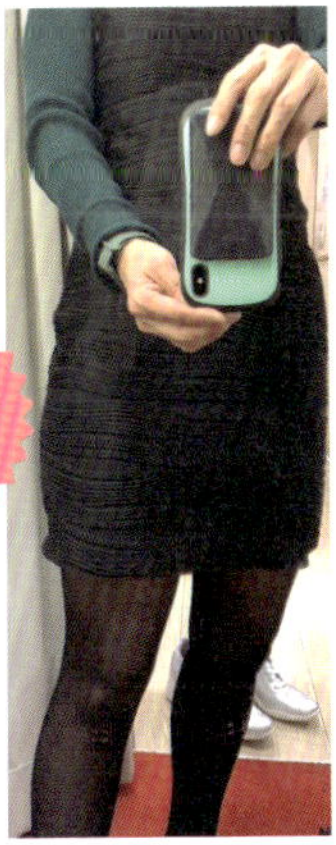

No.4

山本さん（65歳）

生活を見直して
代謝が大幅アップ
〝魔女〟やせを実現

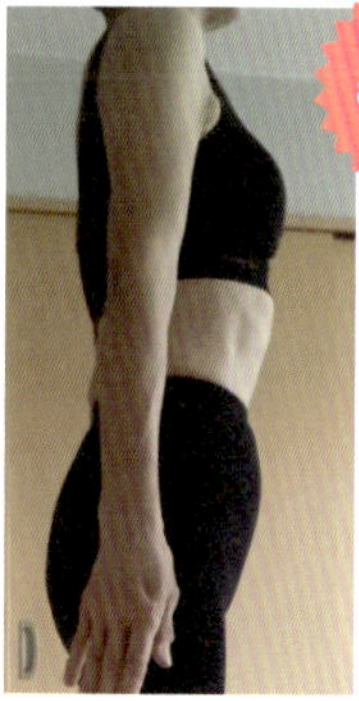

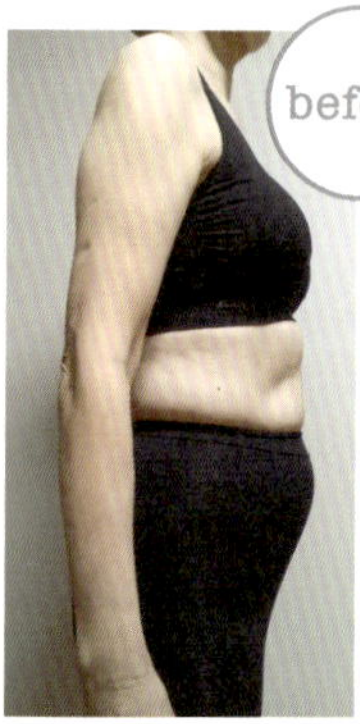

半年で

洋服サイズ	ウエスト	体脂肪率	体重
L→S	-10cm	-10%	-9kg

No.5

田代さん（54歳）

現状を見える化
焦らず続けられ
心も体も軽く！

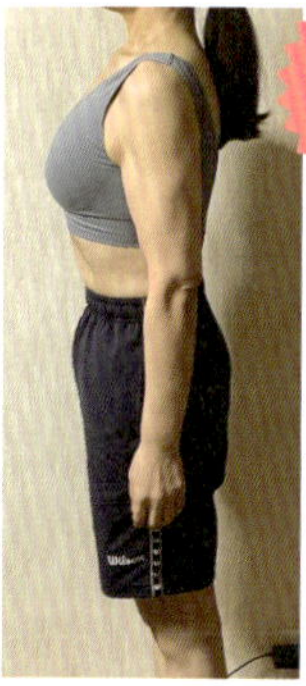

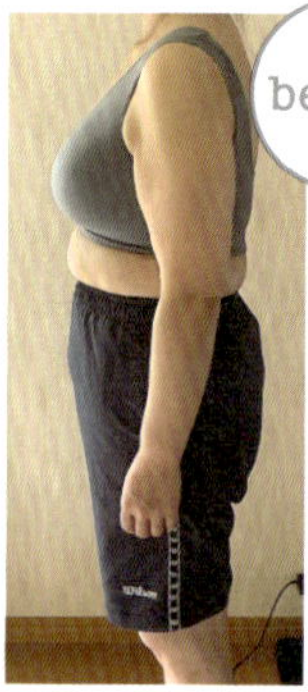

半年で

洋服サイズ	ウエスト	体脂肪率	体重
L→S	-16cm	-9%	-16kg

No.6

東野さん（53歳）

食事のバランスを見直したらウエスト激減！

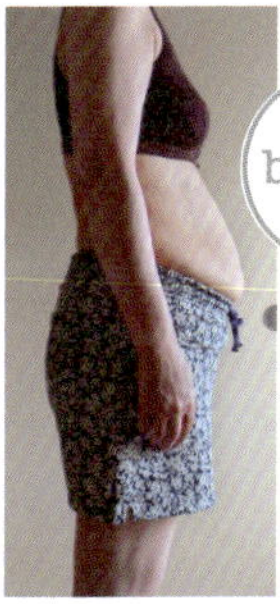

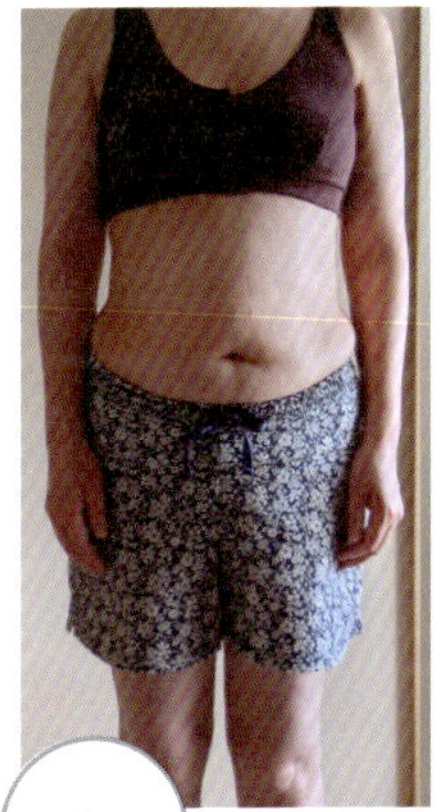

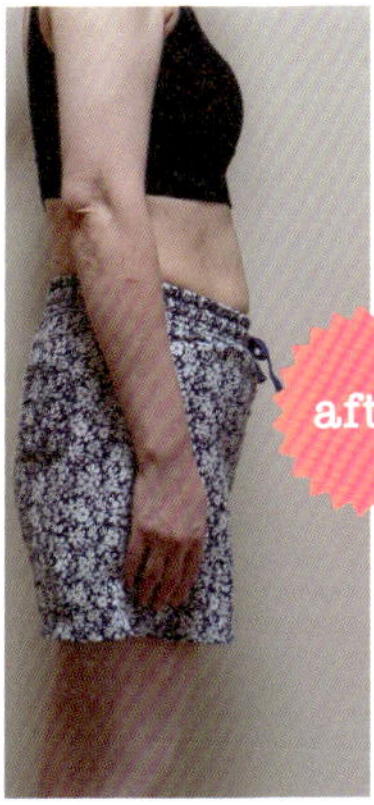

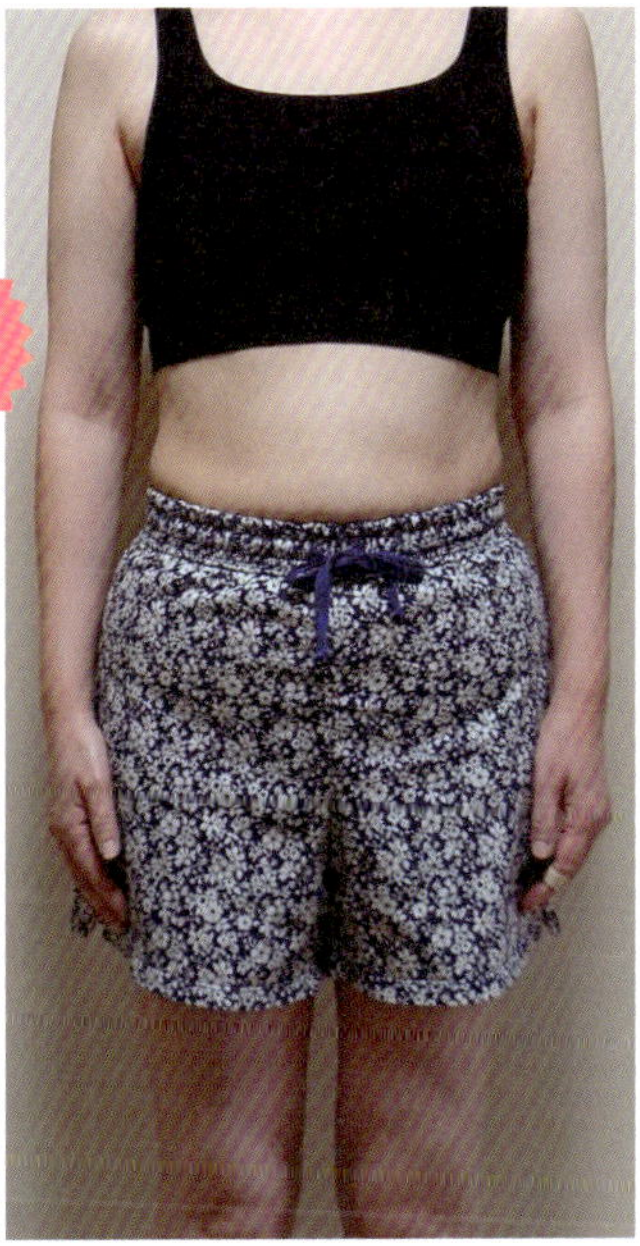

半年で

体脂肪率	体重
-6%	-7kg
洋服サイズ	**ウエスト**
L→M	-16cm

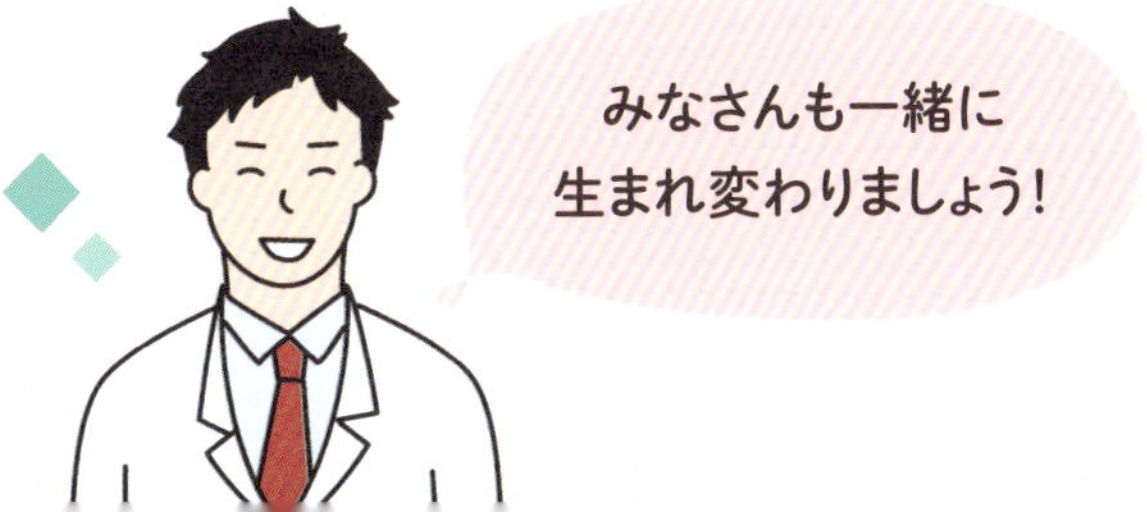

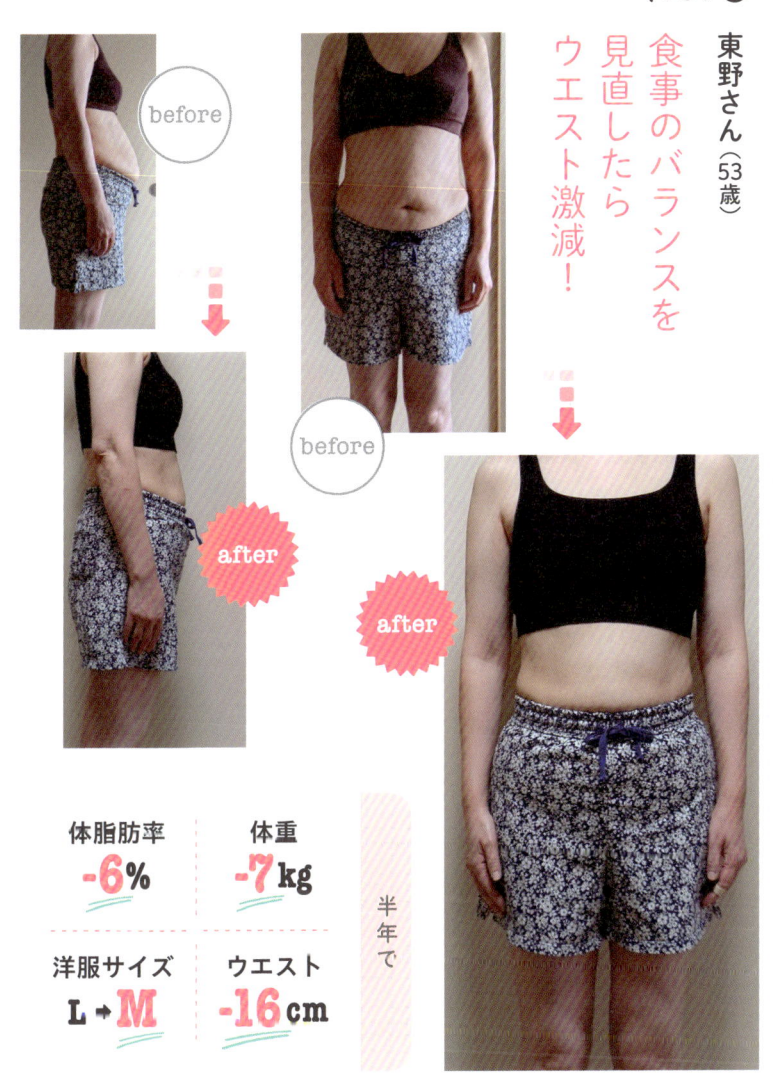

目次

戦略5 日常の活動量NEATを増やす

戦略6 代謝リセットで燃焼体質に変える

Over40でもみるみる体脂肪が落ちた！
狙い撃ち成功者Interview

STAFF

◆ブックデザイン
大野郁美、野呂翠、星野愛弓（mill inc.）

◆撮影
さくらいしょうこ

◆イラスト
のいぷらこ

◆DTP
道倉健二郎（Office STRADA）

◆校正
文字工房燦光

◆編集協力
田所佐月

◆編集担当
今野晃子（KADOKAWA）

※効果には個人差があります。また持病をお持ちの方や、体調に不安のある方は医師にご相談の上、無理のない範囲で行ってください。

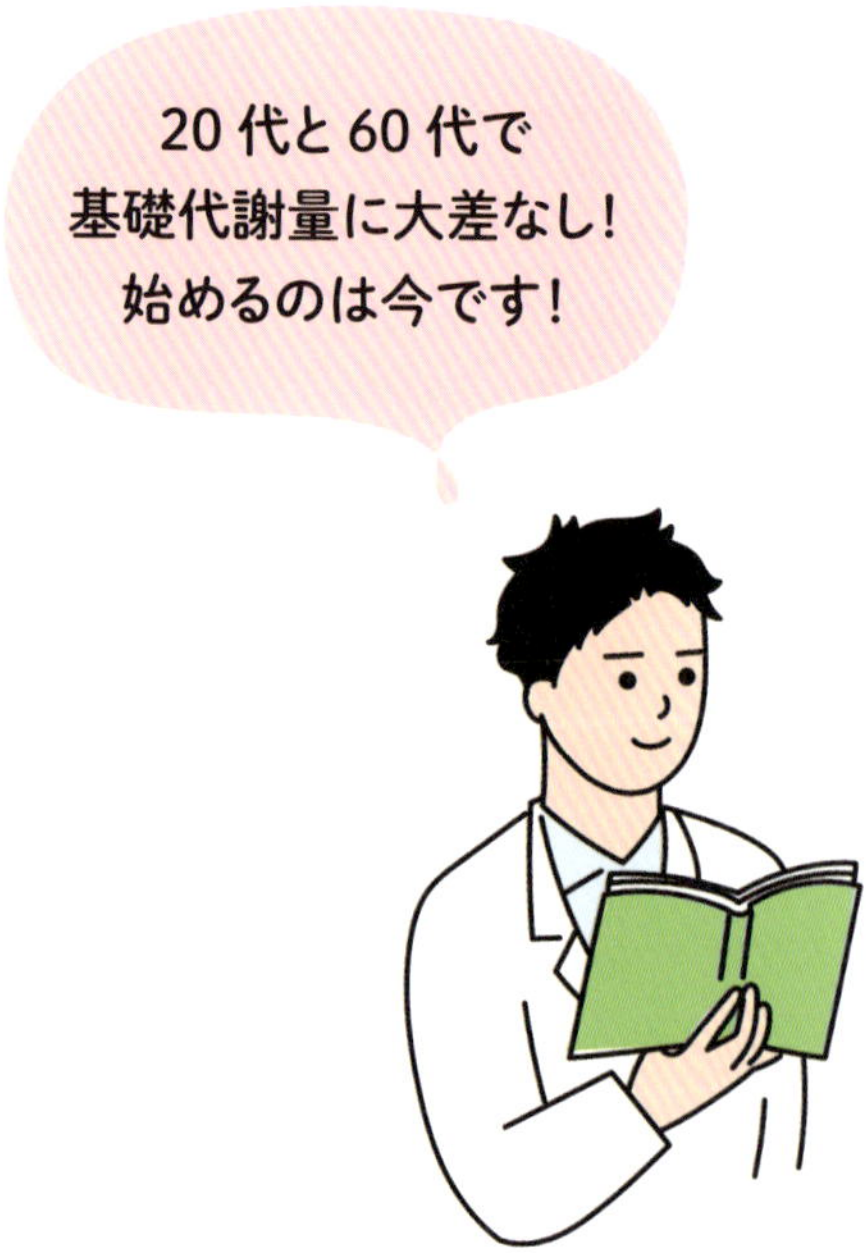
20代と60代で
基礎代謝量に大差なし！
始めるのは今です！

戦略1

体脂肪が落ちるメカニズムを理解する

Strategy 1

体脂肪だけを落とす基本ルールを押さえよう

体脂肪だけを落とすルール。これを知らないと、正直どんな努力もムダになってしまいます。例えば「糖質制限をしている」「夏までに○kgまでやせる！というような体重の目標を作っている」「1週間で減ったり増えたりする体重に、一喜一憂してしまう」という方は、逆にルールを理解すればもっとラクに体脂肪を落とせるようになります。3か月とか6か月という短い期間でも、見た目を変えることができるようになりますので、必ずここで理解しておいてください。

体脂肪だけを狙って落とすためのルールは、3つあります。

ルール1　〝体重を落とす〟と〝体脂肪を落とす〟は別物
ルール2　体脂肪が落ちるペースは多くて1日で50g
ルール3　体脂肪の変化は1か月単位で比較する

では、それぞれ詳しく解説していきましょう。

見た目は体脂肪で決まる

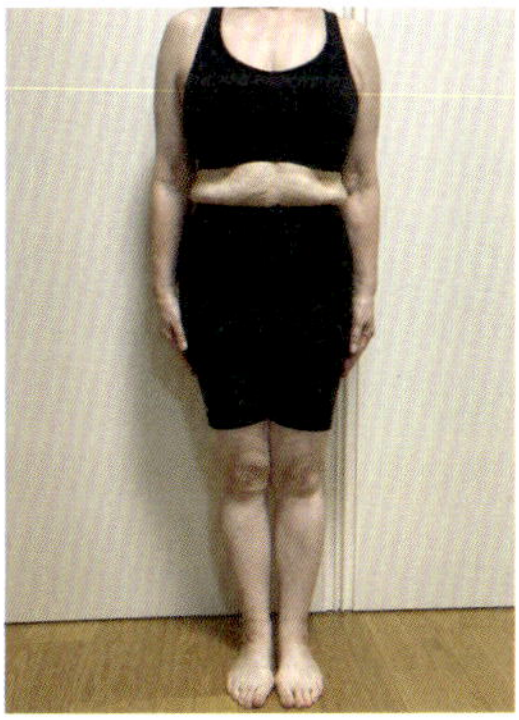

体脂肪率34％

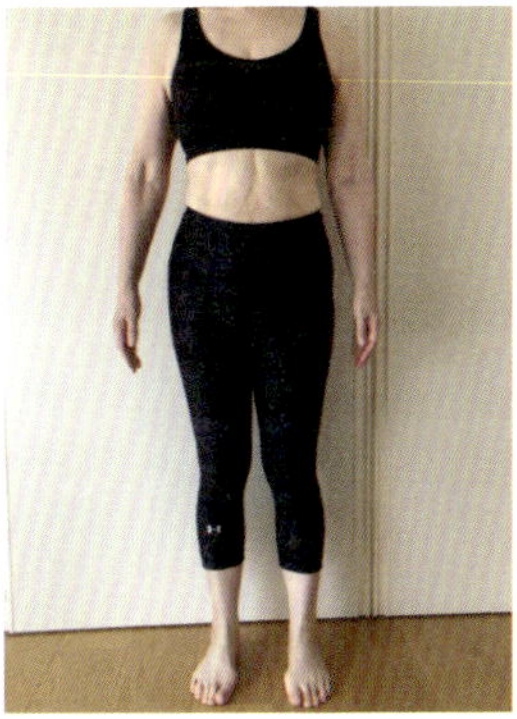

体脂肪率29％

ルール1

〝体重を落とす〟と〝体脂肪を落とす〟は別物

まずこちらの写真を見てください。このビフォア＆アフターで、体重はどのぐらい減っていると思いますか？

実はたった6kgしか変わっていません。ではなぜこれほど見た目が大きく変わるのか？　それは体脂肪メインで落とせているから。

実際にこの講座生の体脂肪率は、34％から29％まで減っています。

人間の見た目は体重ではなく体脂肪率で決定されます。

仮に体重を落としても、それが水分や内臓に蓄えられる内容物なら、お腹や下半身の脂肪は当然落ちませんし、食事量を戻せば簡単に元通りです。

体脂肪が落ちると見た目が大きく変わる

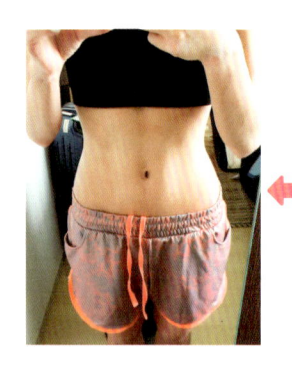

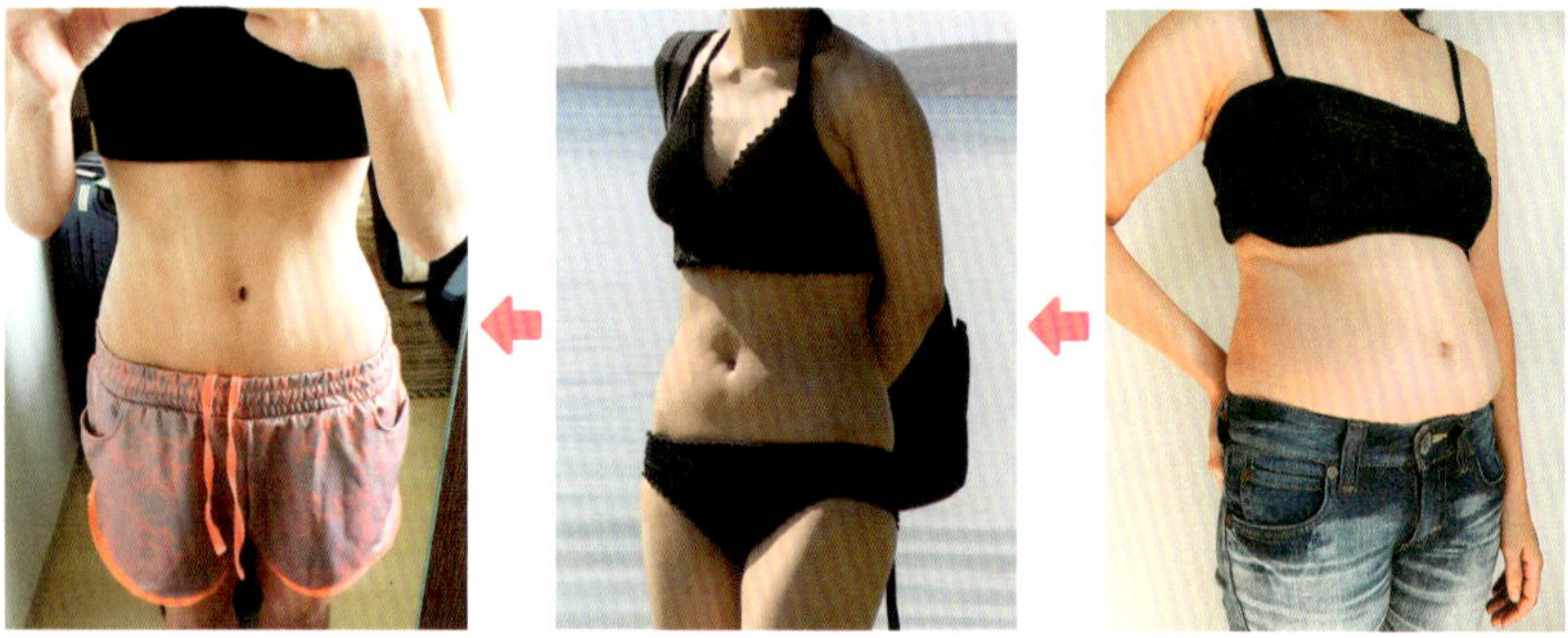

例えば体重60kg、体脂肪率が30％の人が、水分や内臓に蓄えられる内容物ではなく、体脂肪で4kg落としたとします。すると、体脂肪率はマイナス5％なので、見た目は上の中央の写真くらい変わります。

さらに体脂肪で8kgまで落とせれば、体脂肪率はマイナス10％ですから、見た目は左の写真のように別人級に変わります。

あなたはダイエットで体重を落とした時に、見た目はどのくらい変わりましたか？　もし大きく変わっていないのなら、それは体脂肪を落とせていないからです。

あなたのダイエットの目的は、見た目を変えることですよね？　であれば、**体重を落とすことと体脂肪を落とすことは、別物だということを認識しておいてください。**

ルール2

体脂肪が落ちるペースは多くて1日で50g

衝撃の事実をお伝えします。1日で落とせる体脂肪は、50gがいいところです。「食事制限をしたら1日で1kg落ちたこともあるけど？」と疑問に思うかもしれませんが、**1日や1週間で変動する体重は、そのほとんどが水分と内臓に蓄えられる内容物なんです。**

体脂肪を落とすためには、摂取カロリーが消費カロリーを下回る「アンダーカロリー」という状態を、必ず作る必要があります。糖質制限などで体重が落ちるのも、このアンダーカロリーの状態になるからですが、糖質制限は体脂肪を極めて落としにくい体質になるだけなのでおすすめしません。理由は47ページで解説します。

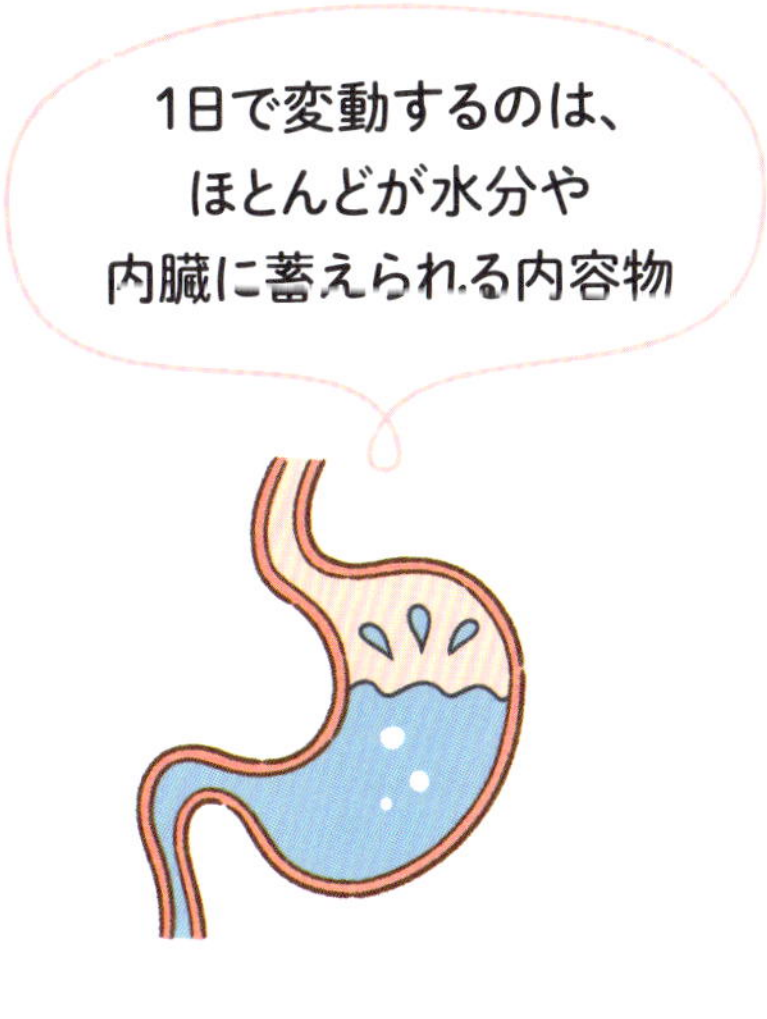
1日で変動するのは、
ほとんどが水分や
内臓に蓄えられる内容物

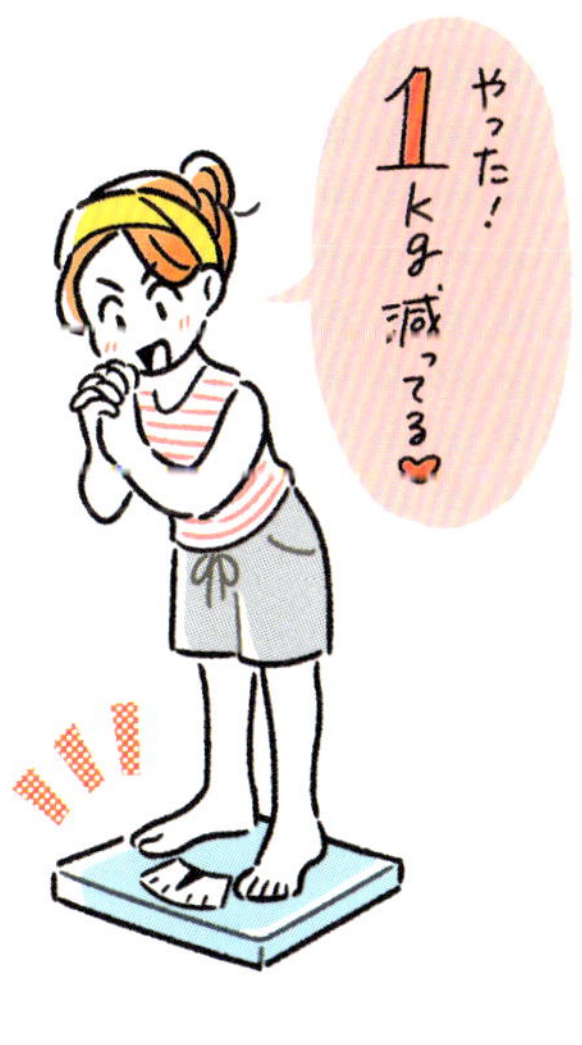
やった！1kg減ってる

アンダーカロリーが1日360kcalで、50gの体脂肪が落ちる

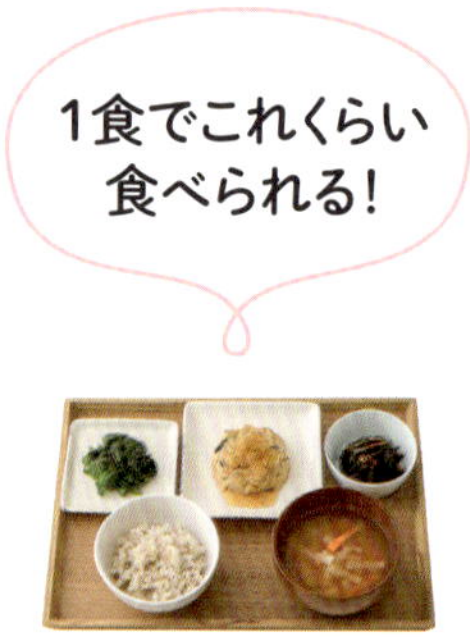

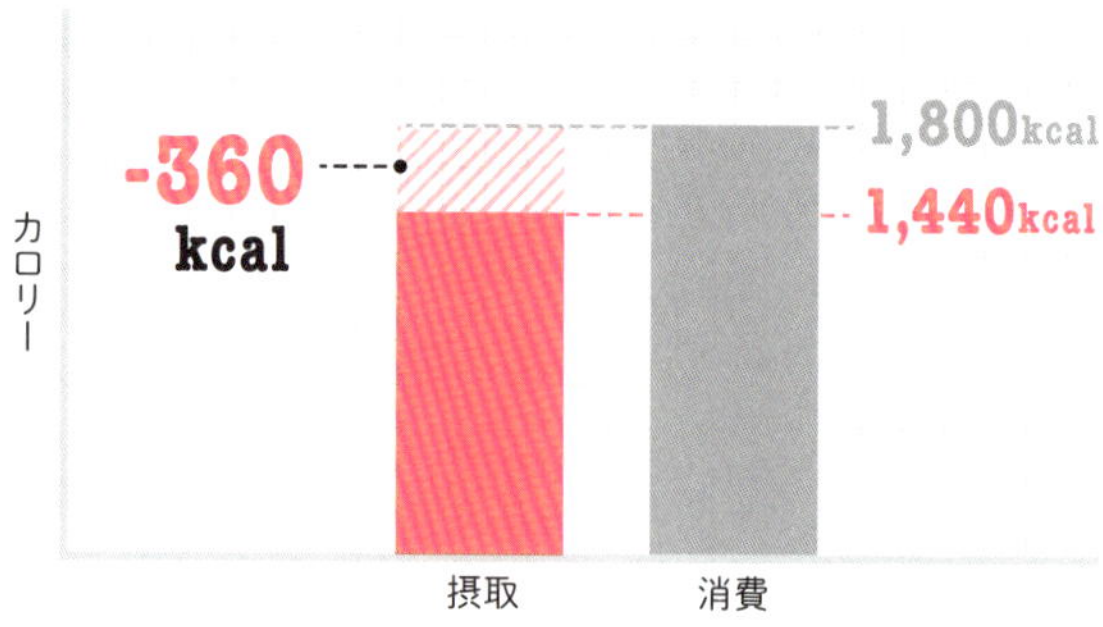

1-①

体脂肪を1kg落とすためには、摂取カロリーと消費カロリーの差を７２００ｋｃａｌ作る必要があります。体脂肪１００ｇを落とすにはその１０分の１の７２０ｋｃａｌの差が必要です。

ここで女性の平均的な１日の消費カロリーを１８００ｋｃａｌとすると、体脂肪を１００ｇ落とすためには、摂取カロリーを１０８０ｋｃａｌにする必要があります。ですが、これだと１食あたり３６０ｋｃａｌで、卵かけご飯１杯分をややオーバーするくらいですから、毎日続けるのはさすがに無理です。

でも５０ｇなら、１日の摂取カロリーが１４４０ｋｃａｌ、１食あたり４８０ｋｃａｌ（**1-①**）。これなら定食型の食事ができて現実的です。**このように体脂肪が落ちるペースは、１日で５０ｇくらいがベストなのです。**

1週間で変動する量を比較しない

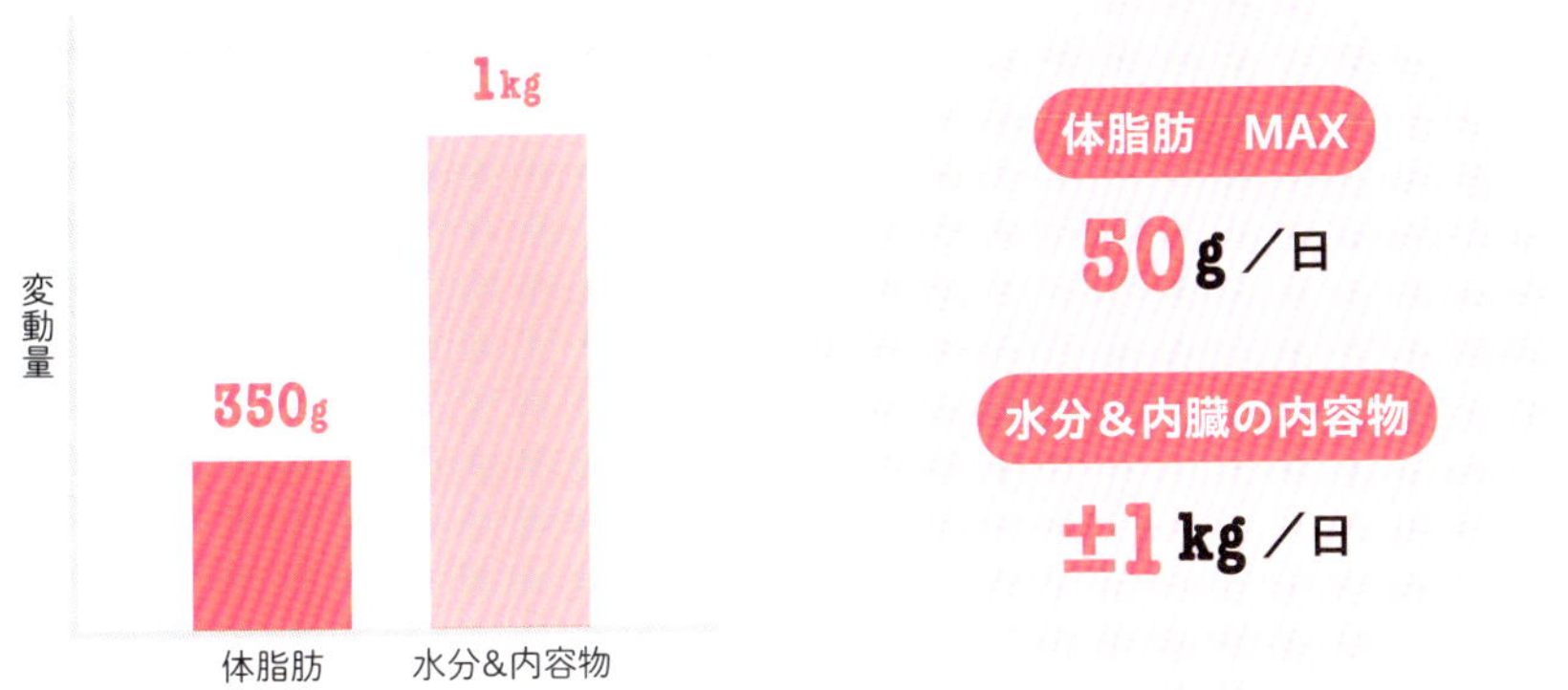

1-②

ルール3

体脂肪の変化は1か月単位で比較する

体脂肪の変動が1日で約50gなのに対して、水分や内臓の内容物の変動は1日で約1kgはあります。仮に毎日、順調に体脂肪が50gずつ落ちたとしても、1週間で350gですから（1-②）、まだ体脂肪の増減より水分などの増減のほうが、はるかに大きいのです。**そのため体脂肪が本当に減ったのかどうかは、1週間くらいではわかりません。**

とくに女性の場合、生理の影響で水分の出入りが男性よりも激しいので、1週間での体重や体脂肪率の比較は、絶対にしないようにしてください。

では、どのくらいの期間で体重・体脂肪率を比較すればいいのでしょうか？

僕は講座生の体重と体脂肪率の変化のグラフを全て、一人ずつ解析していますが、彼女たちの実際のグラフを見ると、1週間単位ではまだ水分の変動のほうが、体脂肪の変動よりも大きいのが当たり前です。ですから、仮に1週間で体重が減ったとしても、それで体脂肪自体が減ったとはいえません。

体重と体脂肪率の変化は、1か月以上のスケールで見ることで、ようやく体脂肪の変動が水分の変動を上回ります。これによって体脂肪が減っているかどうか、間違えることなく判断できるようになるんです。

みなさんも、これからダイエットの進捗を確認するときは、1日ごとに変動する体重は「水分とか食べたものによって変わっているだけだな」と捉えるのが正解です。

本当に体脂肪が減っているかどうかは、絶対に1か月単位で確認するようにしてください。

体重の**増減**に振り回されないこと 戦うべき相手は**体脂肪**です

みなさんの中には、1日とか1週間で減ったり増えたりする体重に、一喜一憂したことがある方も多いのではないでしょうか？　でも、日々の体重に振り回されていると、「食べたら太る！　食べなければやせる！」と思い込んでどんどん食事量が減り、食欲が乱れたり、さらには基礎代謝も落ちたりして、ちょっと食べただけですぐに太る体質になってしまいます。つまり、一生ダイエットが終わらない、負の連鎖に陥ってしまうということです。

例えば糖質制限やファスティング（断食）で一気に体重が落ちるのは、水分と内臓に溜められた内容物が一時的に減るためですが、こういった知識がなければ、「一気に体脂肪が落とせる！」と勘違いし、不要な情報に一生振り回され続けます。

あなたが本来戦うべき相手は、水分ではなく体脂肪です。

しかし、こうした基礎的なルールを知らないと、いつの間にか水分と戦うことになり、報われない努力をし続けることになってしまうのです。

3～6か月で見た目は変わる！

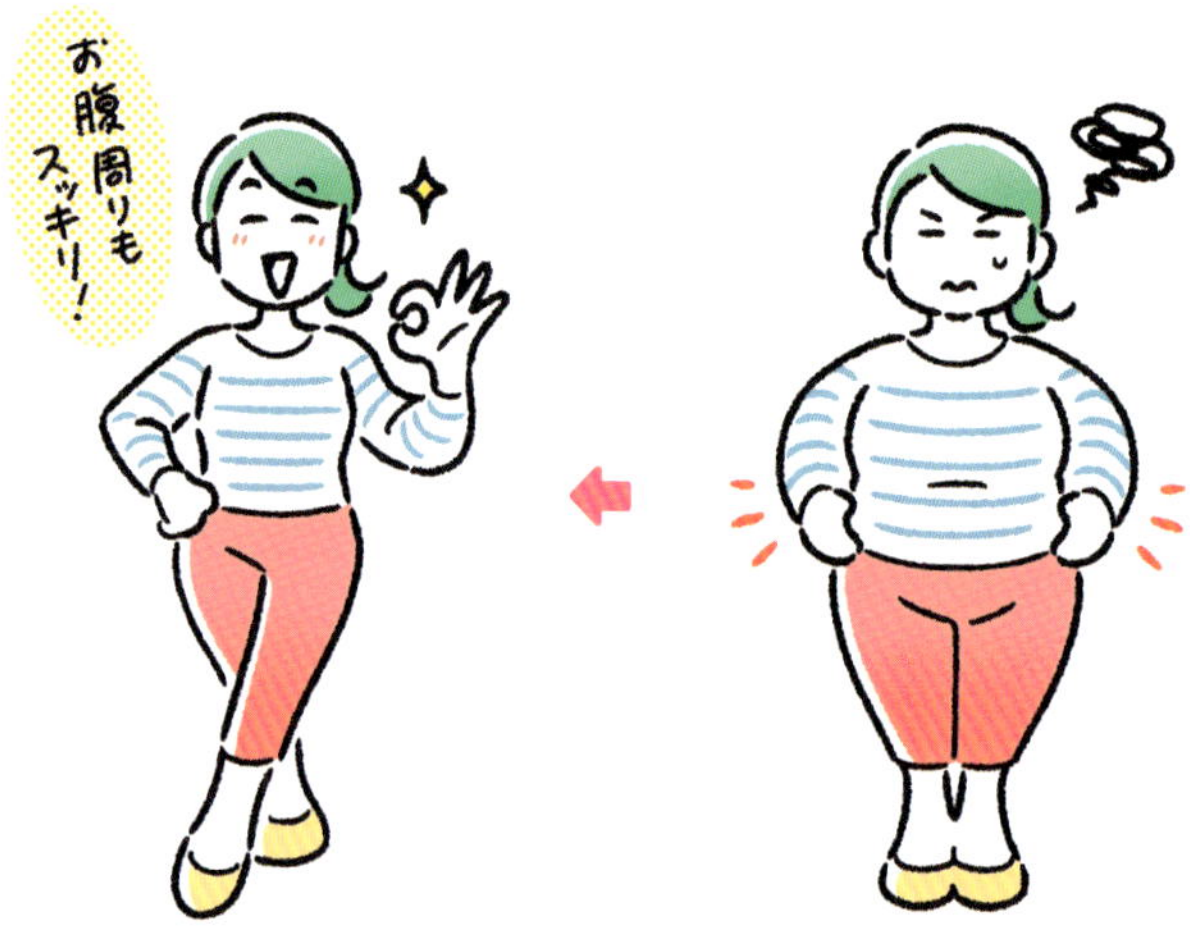

では、見た目を上のイラストくらい変えるには、実際どのくらいの期間がかかるのでしょうか？「1年くらい？」と思ったかもしれませんが、意外にも3～6か月が目安になります。

少し復習ですが、例えば体重60kg、体脂肪率30%の人が、体脂肪率を5%落として見た目を22ページの中央の写真くらいに変えるためには、体脂肪を4kg落とす必要がありましたよね？ 仮に毎日体脂肪を50g落とせたとして、4kgまで約80日かかります。ただし、毎日はさすがに非現実的なので90日かかると考えると、早くて3か月が目安になります。

さらに体脂肪率を5%落として22ページの左の写真まで変えるためには、4kgの体脂肪を落とす必要があり、早ければその倍の6か月が1つの目安となります。

「アンダーカロリーで体脂肪狙い撃ち」の実例

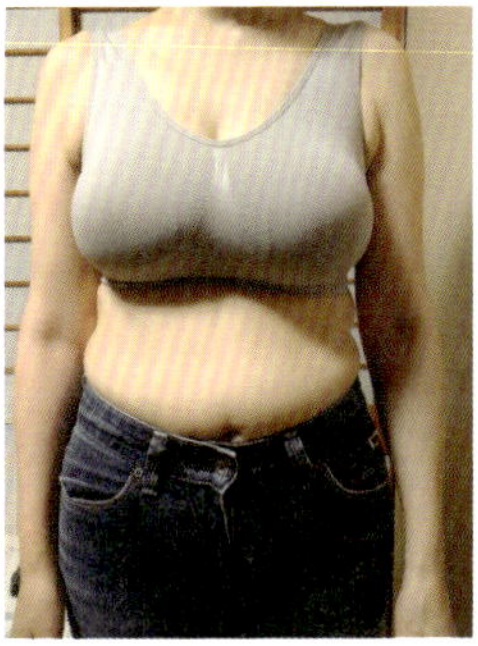

スタート

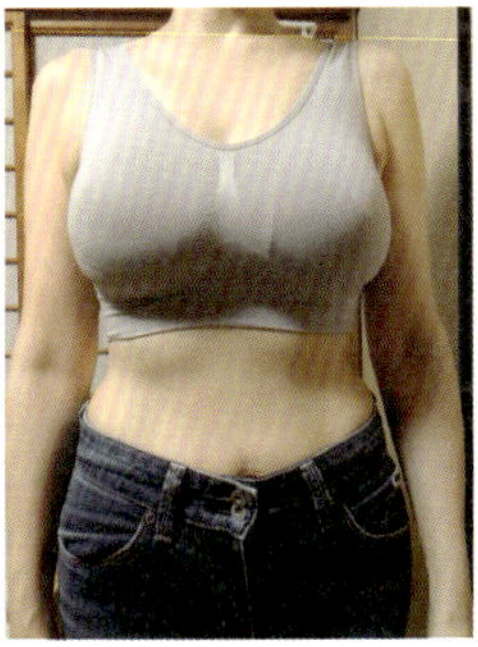

3か月後

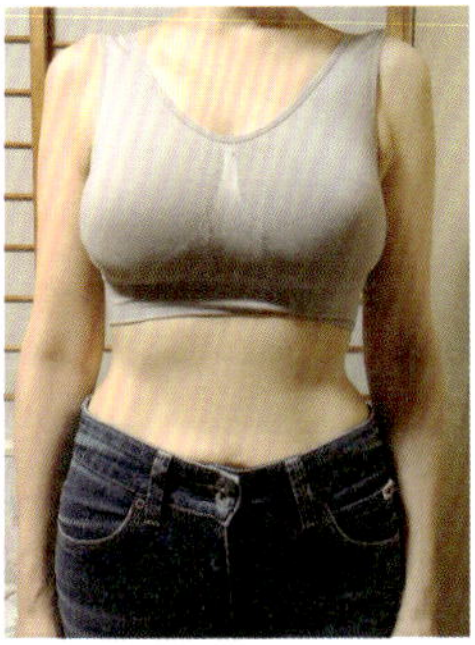

6か月後

「実際はそんなに順調にはいかないよ？」と思いましたよね？　でも、思い出してください。」体脂肪を落とす原動力は、摂取カロリーが消費カロリーを下回るアンダーカロリーです。３か月ダイエットに取り組んでも体脂肪が落ちないのは、アンダーカロリーの状態が作れていないからです。逆にこれから解説するアンダーカロリーを戦略的に作る方法を知っていれば、３～６か月で見た目を別人レベルに変えることは、本当に実現可能になのです。

実際に、講座生の赤松さん（56歳）は、上の写真のように3か月で体重マイナス4kg、そこからさらに3か月でマイナス3kgですが、見た目をこれほど変えることに成功されています。なぜかというと、水分や内容物ではなく体脂肪メインで落とせているからです。

戦略1 まとめ

ダイエットの基礎的なルールを知れば、報われない努力から解放される

1. 体重よりも体脂肪を落としたほうが、見た目は大きく変わる。

2. 1日に落とせる体脂肪は50g。
1日や1週間で1kg落ちたとしたら、それは水分と内臓に蓄えられる内容物が減っただけ。

3. 摂取カロリーが消費カロリーを下回るアンダーカロリー状態を作ることで、体脂肪は落ちる。

4. 毎日の体重変化に一喜一憂しない。
体脂肪が減っているかどうかは1か月間隔で比較する必要がある。

戦略2

食べてカロリーをコントロールする

Strategy 2

アンダーカロリーを最大化できるのは〝食事〟です

戦略1では、体脂肪を落とす基本のメカニズムとして、摂取カロリーが消費カロリーを下回るアンダーカロリーという状態を作ることが必要とお伝えしました。

ではどうすればそのアンダーカロリーの効果を最大化して、最短で体脂肪を落とせるようになるのか？　というと、**「食事で摂取カロリーを管理する」、これが絶対に必要です。大きなアンダーカロリーが作れるのは、運動ではなく食事です。**

それでは、食事で摂取カロリーをコントロールしていくために、何をしたらいいかを解説していきましょう。ここであなたがやるべきことは、

◆1食あたりの摂取カロリーを500kcal前後に設定する
◆1日の摂取カロリーは1400～1600kcalを目安に調整
◆アプリを使って摂取カロリーをチェック

この3つのステップです。なんだか面倒くさそう、と思うかもしれませんが、習慣にすれば簡単。そしてこれが、くどう式ダイエットではベースとなる戦略です。

ステップ1

1食あたりの摂取カロリーを500kcal前後に設定する

初めに必ずやってほしいのは、摂取カロリーを管理することです。あなたは普段、何カロリーの食事を摂っているか答えられますか？　体脂肪を落とす原動力は、アンダーカロリーです。自分の摂取カロリーがわからなければ、体脂肪が落とせる状態になっているのかどうか、さっぱりわからないですよね。ざっくりでもいいから、摂取カロリーは把握しておくこと。一生ダイエットするわけではないので、体脂肪を落とす期間だけ気負わず実行しましょう。

そして、**なぜ1食あたり500kcal前後なのかというと、継続して適度なアンダーカロリーを作るためです。**

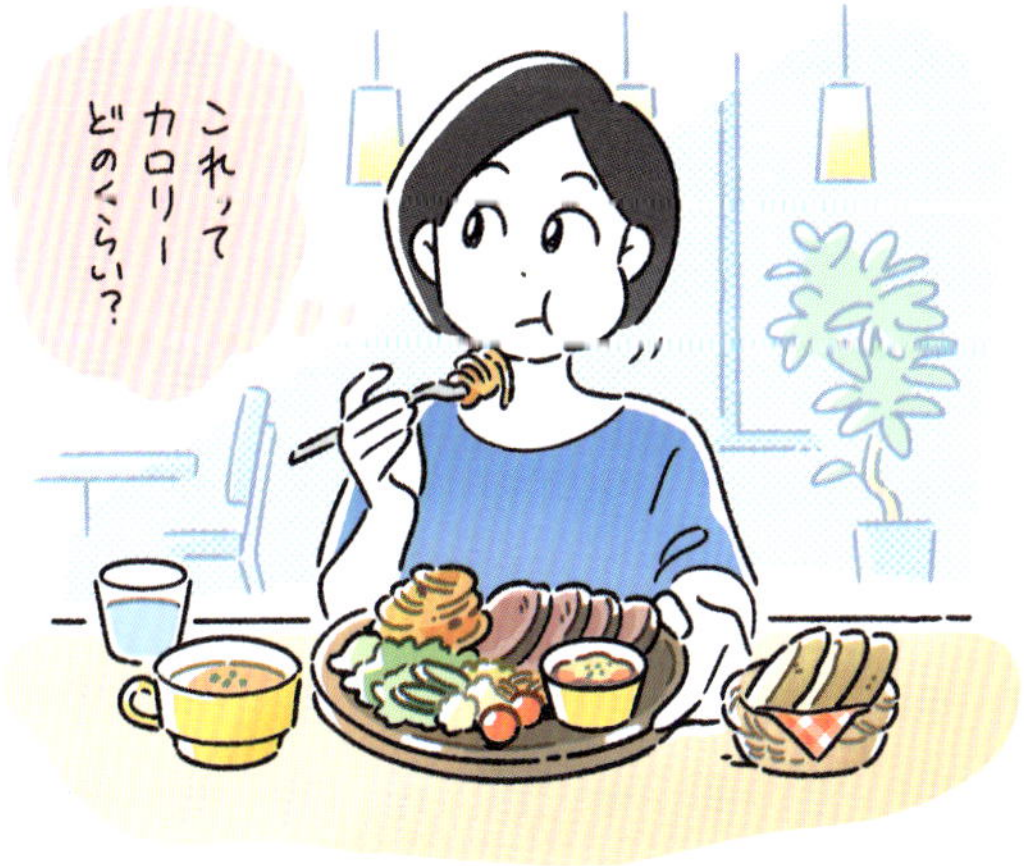

食事量を極端に減らすと、基礎代謝が下がる

大きなアンダーカロリーを作りたいなら、もっと少ない１食３００ｋｃａｌぐらいにしたほうがいいのでは、と考えるかもしれません。しかし、それは間違いです。食事量を減らしすぎると（**2-①**）、脳が「飢餓状態になった！」と判断して基礎代謝がガクッと低下。いわゆる省エネモードの状態に（**2-②**）。こうなると**食事量を減らしてもアンダーカロリーの状態が作れないため、ダイエットを続けても体脂肪が落ちず、見た目も変わりません。**

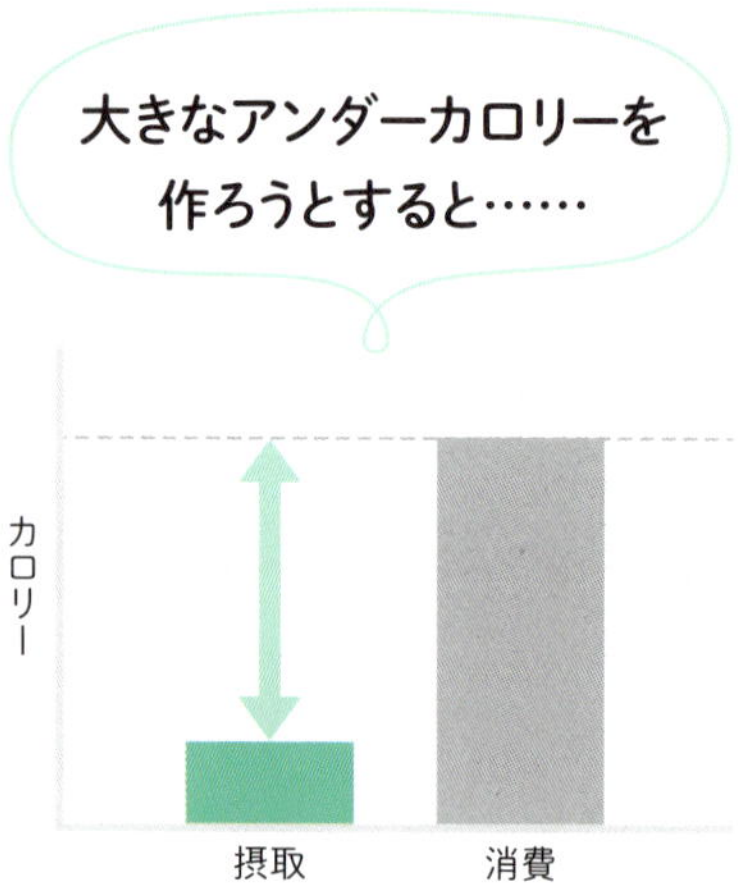

2-①

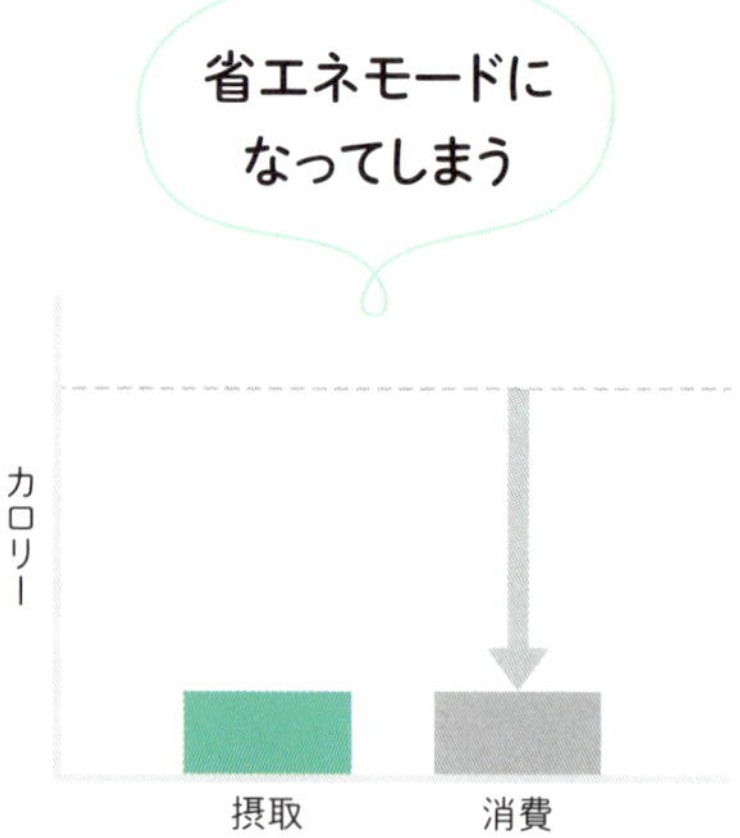

2-②

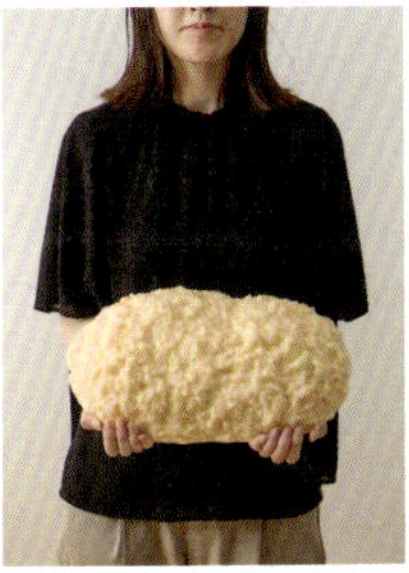
これが体脂肪
3kg分！

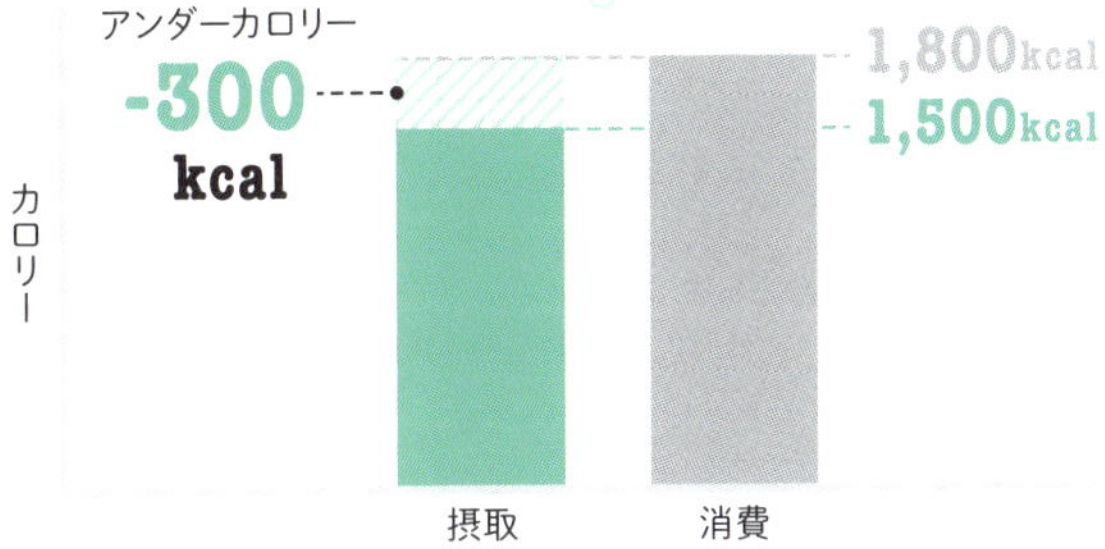
1日で300kcal分
＝体脂肪40gが落とせる！

2-③

省エネモードになることを避けるために、1食あたり500kcal前後で摂取カロリーを管理していきましょう。身長と体重によって、各人でカスタマイズする必要はあります。

平均的な消費カロリー1800kcalの成人女性が、1食あたり500kcal摂ると、1日の合計摂取カロリーは1500kcalに。つまり1日で300kcalのアンダーカロリーが作れるのです（**2-③**）。これは体脂肪約40g分に相当するので、1週間で280g、1か月で約1kgの体脂肪が落ちることになります。このペースで3か月間ダイエットを続ければ、体脂肪を約3kg落とせますから、体形も大きく変わりますよね。実際に僕の講座生にも、服のサイズが変わるなど嬉しい変化を体験している方がたくさんいます。

ステップ2　1日1400〜1600kcalに

「でも、1食たった500kcalだと、なんだか少なそうで続けられるか不安……」と感じたかもしれません。しかし、500kcal分の食事はだいたい下の写真くらいですから、思ったよりもしっかり食べられますよね？

もちろん毎食均等に500kcal摂れる人はまずいませんし、**必ず500kcalくらい摂らないとアンダーカロリーの状態にならないわけでもありません。**結果として1日の合計の摂取カロリーがざっくり1400〜1600kcalの間に収まっていれば、まずはOKだと思ってください。そのために、朝昼晩の摂取カロリーを調整する必要があります。

約500kcalでこれだけ食べられる！

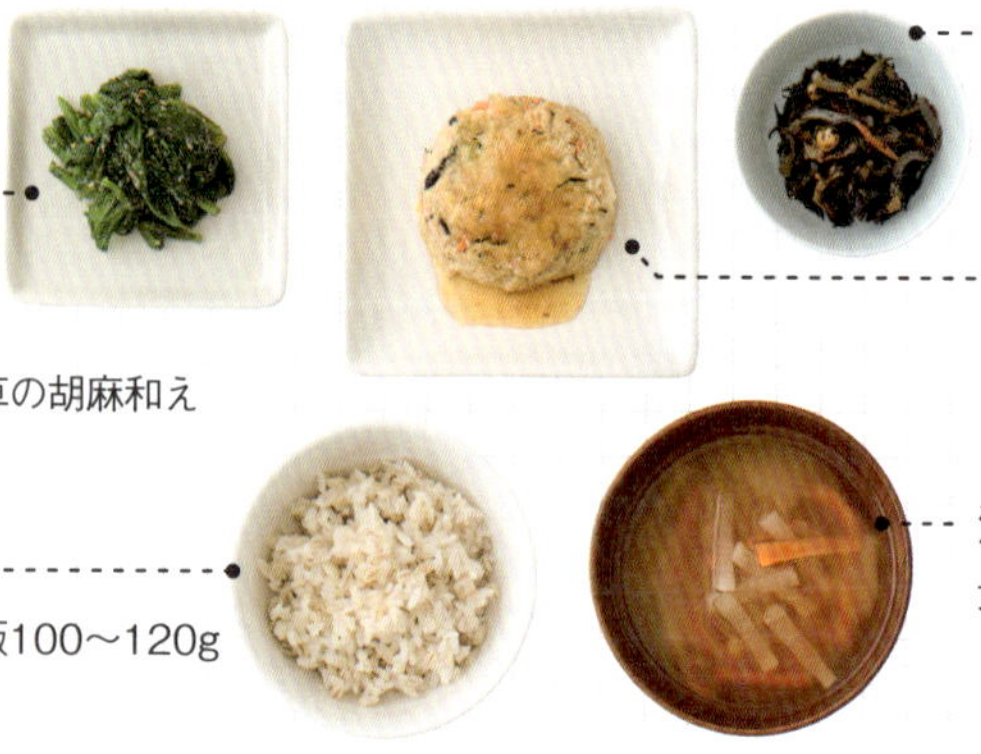
副菜1
ひじき煮
主菜
豆腐ハンバーグ
副菜2
ほうれん草の胡麻和え
汁物
大根とにんじんの味噌汁
主食
もち麦ご飯100〜120g

例えば朝食をしっかり食べたい方は、朝600kcal、昼400kcal、夜500kcalのような配分。夕食をしっかり摂りたい場合は、朝400kcal、昼500kcal、夜600kcalのような配分です。カロリー計算や管理の方法については、アプリを使えば簡単なので、ステップ3で詳しく解説します。

たまに夕食を多めに摂ることに罪悪感を覚える方も多いようですが、そこまで気にする必要はありません。**1食あたり500±100kcalくらいであれば、どこを多め少なめにしても問題はありません。自分の好みやライフスタイルに合わせて、配分してみてください。**

また、外食などで摂取カロリーを大きくオーバーしてしまうこともあると思います。だからといって翌日の食事を抜くのは、脳が飢餓状態と判断してしまうのでやめましょう。トータルの摂取カロリーを、1週間くらいで調節できれば大丈夫です。

「そうはいっても体脂肪を落とすには、有酸素運動が必要なんじゃないの？」と思う方もいるでしょう。結論として、もしあなたの体脂肪率が23%以上であれば、意外にも食事メインのアプローチだけでアンダーカロリーの効果を簡単に最大化することができます。**激しい有酸素運動で消費カロリーを上げるより、食事で適度に摂取カロリーを下げたほうが、圧倒的に大きなアンダーカロリーを継続して作れるからです。**

激しい有酸素運動より食事で落とすほうが効果的

例えば摂取カロリーも消費カロリーも１８００ｋｃａｌの女性が、３００ｋｃａｌのアンダーカロリーを作ろうとした場合、運動からアプローチすると毎日約５㎞のジョギングが必要になります（**2-④**）。土日関係なく毎日５㎞走るのは、相当な精神力が必要になりますよね。しかも運動するとお腹も空きます。「今日はがんばったからちょっとご褒美！」と、菓子パン１つ食べれば、５㎞のジョギングの苦労は水の泡に。つまり**激しい有酸素運動でアンダーカロリーを作り続けるのは、非常に難易度が高いということです。**

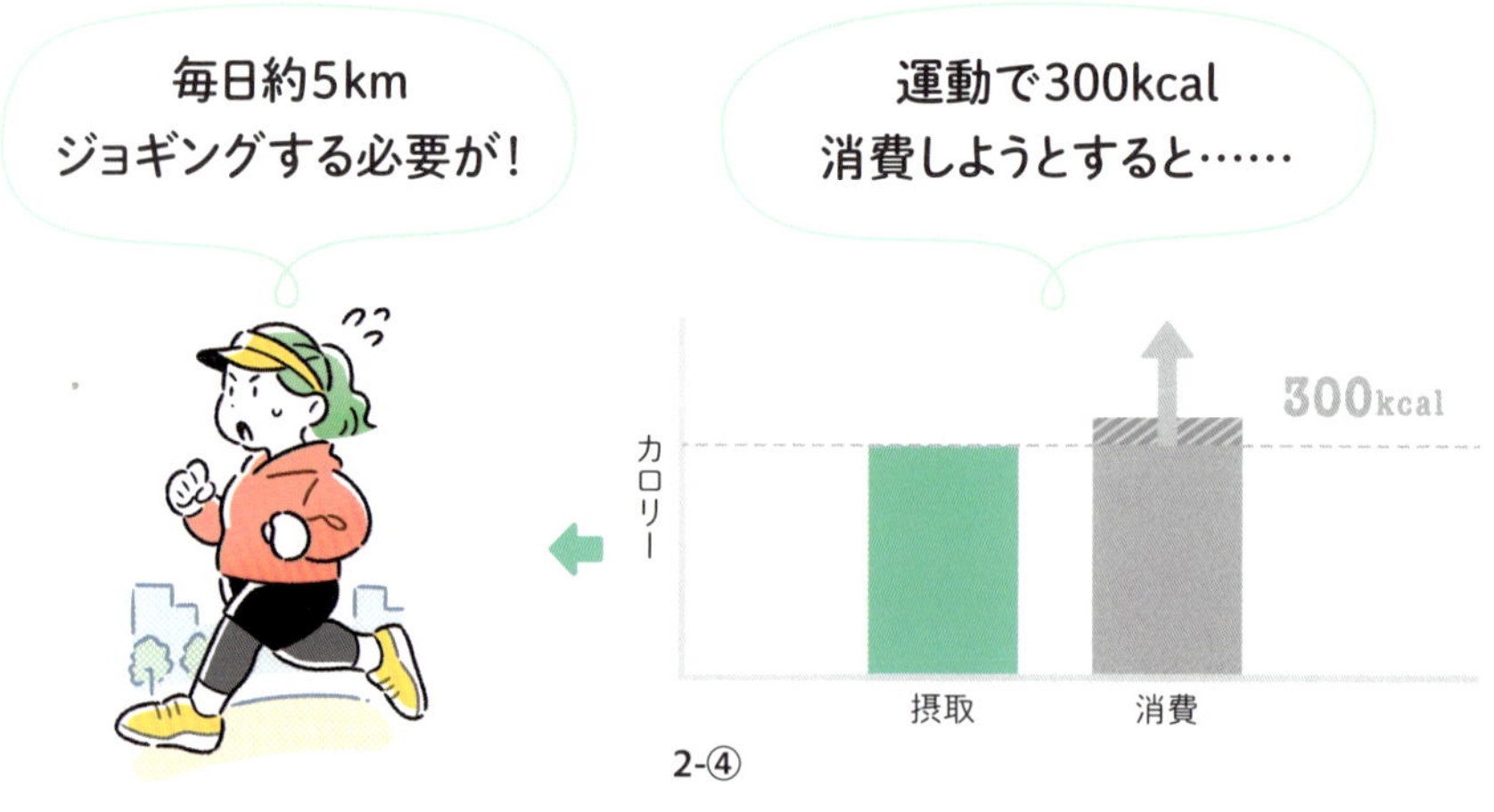

運動で300kcal
消費しようとすると……
毎日約5km
ジョギングする必要が！
300kcal
カロリー
摂取
消費

2-④

食材や調理法を工夫すれば ラクにカロリーダウン

では、食事からアプローチすると、豚バラ肉１８０ｇを豚ヒレ肉１８０ｇに変更するだけで、約５００ｋｃａｌも抑えることができます。豚ロース肉から豚ヒレ肉に変えれば、約３００ｋｃａｌダウン。また、鶏肉を使った料理なら、チキンカツのような「揚げる」から、蒸し鶏のように「蒸す」に調理法を変更するだけで、３００ｋｃａｌは簡単に抑えられるんです。

もちろん決して**運動する意味がないわけではありません。食事で食材や調理法をほんの少し工夫してアンダーカロリーを作ったほうが、実は難易度がケタ違いに低いということなのです。**

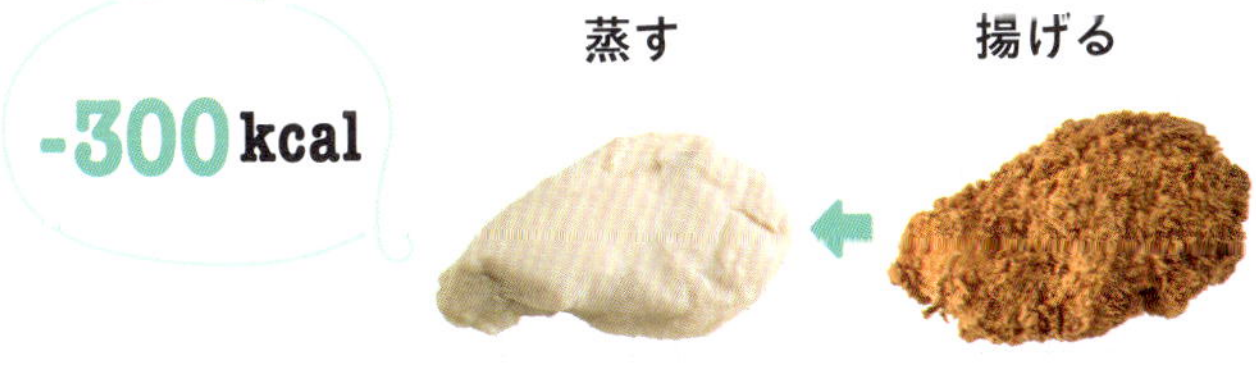

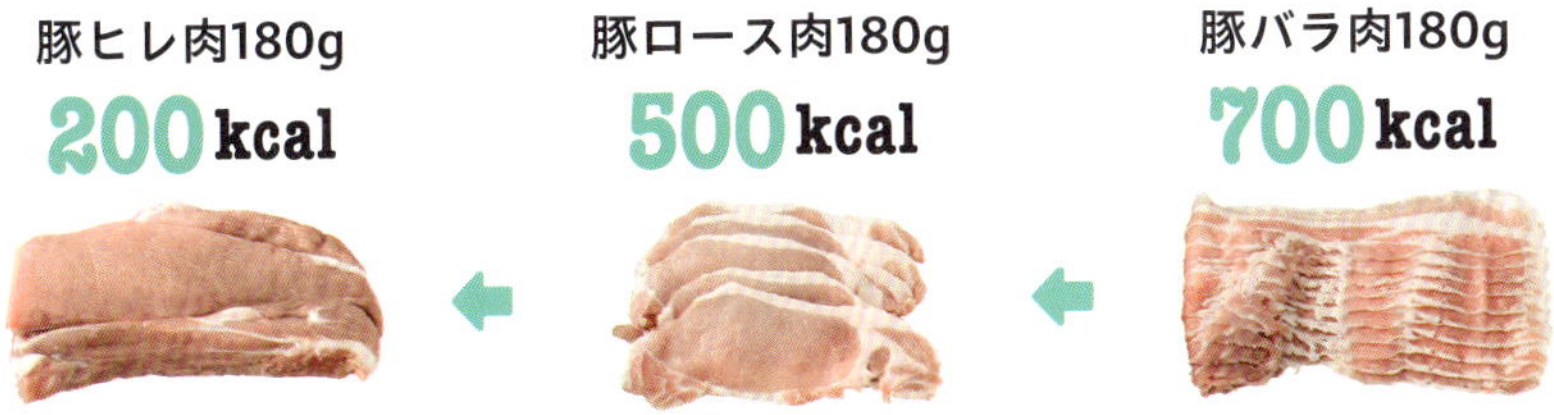
豚バラ肉180g
700kcal
豚ロース肉180g
500kcal
豚ヒレ肉180g
200kcal

世界の研究機関でも実証済み！
体脂肪狙い撃ちには食事アプローチ！

運動メインより食事メインのほうが体脂肪が落ちるペースが速いといわれても、まだ信じられない人もいると思います。でも、実はすでに多くの研究により、実証されていたんです。

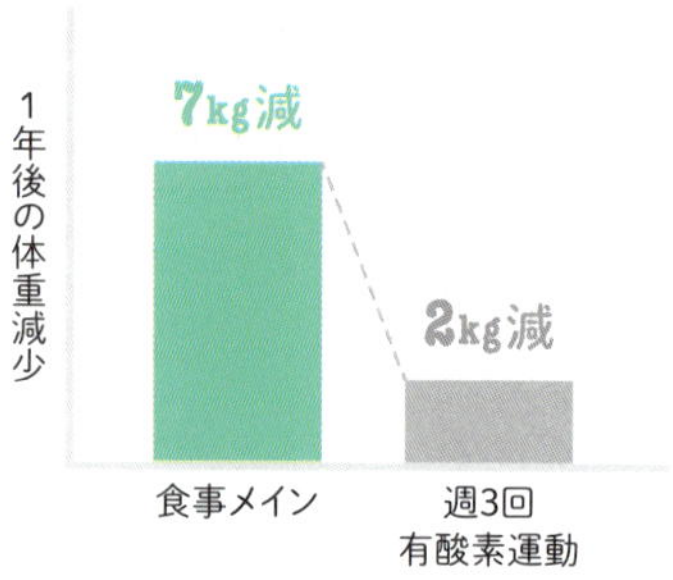

出典）Schubert.
Effect of diet and exercise, alone or combined, on weight and body composition in overweight-to-obese postmenopausal women
Obesity (Silver Spring). 2012 Aug; 20(8): 1628–1638.

〈 ワシントン大学医学部 〉

食事メインは運動メインより
体脂肪が約3倍速く落ちた

食事メインのダイエットと、週3回の有酸素運動をするダイエットの1年後の体重を比較。食事メインのダイエットのほうが、体脂肪の落ちるスピードが約3倍以上も速かったという結果が得られています。

〈 コロンビア大学医学部 〉

激しい有酸素運動を加えても
加えない場合とほぼ差はない

食事メインのダイエットと、食事と激しい有酸素運動がセットのダイエットの1年後の体重を比較したところ、その差がほぼなかったという結果に。つまり、激しい有酸素運動を加えても、体脂肪を落とす効果はほぼ見られなかったと考えられます。

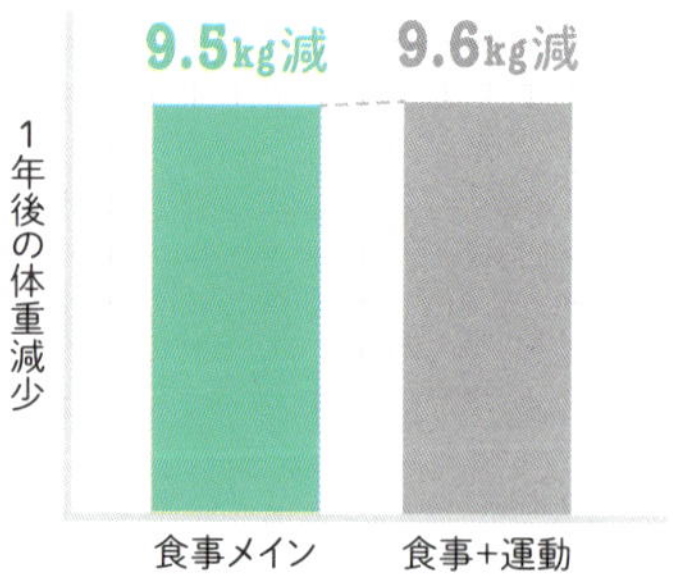

出典）Galiebter.
Effects of strength or aerobic training on body composition, resting metabolic rate, and peak oxygen consumption in obese dieting subjects
Am J Clin Nutr. 1997 Sep;66(3):557-63.

ステップ3 アプリを使って摂取カロリーをチェック

では、摂取カロリーの管理方法について解説します。僕が講座生におすすめしているのは、※国内No.1の食事管理アプリ「あすけん」です。食べたものを入力するだけで、おおよその摂取カロリーが把握できるので便利です。慣れれば5分以内で入力できるようになりますから、ぜひ活用して習慣にしてみてください。

あすけん

ダイエットしたい・健康になりたいという人のための食生活記録・改善アプリ。15万件以上のメニューデータから、食べたものをすぐに検索。写真や市販食品のバーコードを撮るだけで、すばやく記録、栄養計算もできるなど、機能が充実。栄養士からのアドバイスや栄養素グラフも、毎日無料でチェックできる。

無料（アプリ内課金あり） ※2024年8月現在

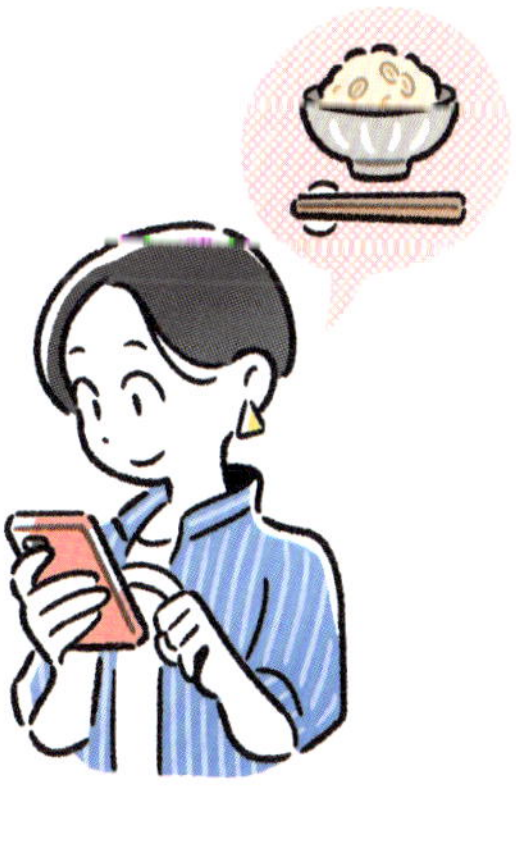

※日本国内App StoreとGoogle Play合算の「ヘルスケア（健康）/フィットネス」カテゴリにおける、2021年～2023年のダウンロード数および収益（2024年1月、data.ai調べ）

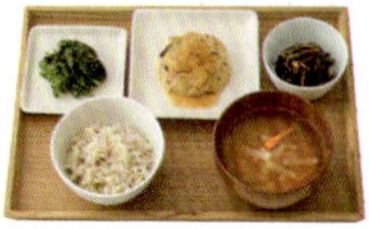

実際に入力して、カロリーを算出してみよう

「あすけん」アプリを使って、P.36の写真の食事がどのくらいの摂取カロリーか調べてみましょう。

1

食事記録画面を開き、鉛筆マークをタップすると、「キーワード検索」と出てくるので、ここをタップ。

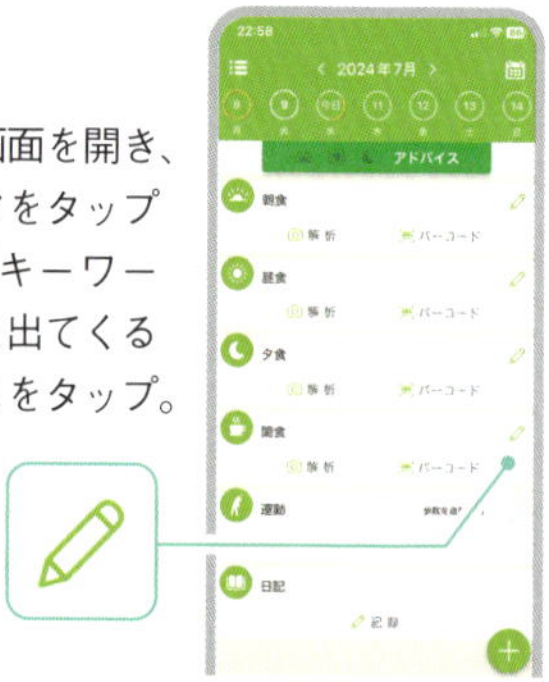

2

実際に摂ったメニューを1つずつ入力し終えたら、「検索」を押します。

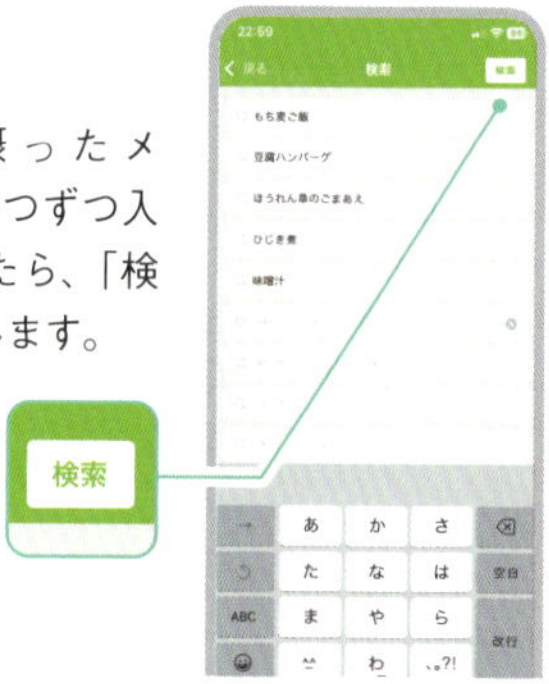

3

もう一度各メニュー名をタップすると、候補一覧が出てくるので、そこから一番近いメニューを選択。

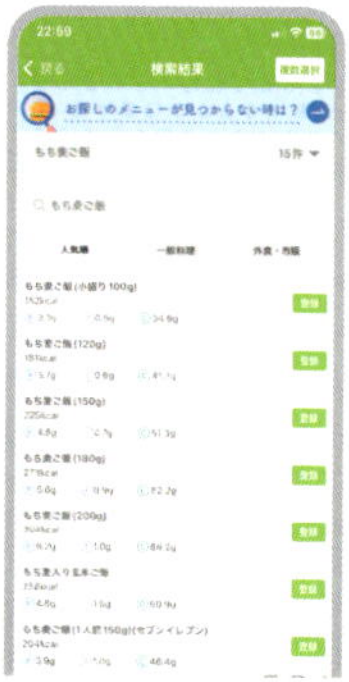

4

数量の調整画面に移るので、実際に摂った量に修正します。

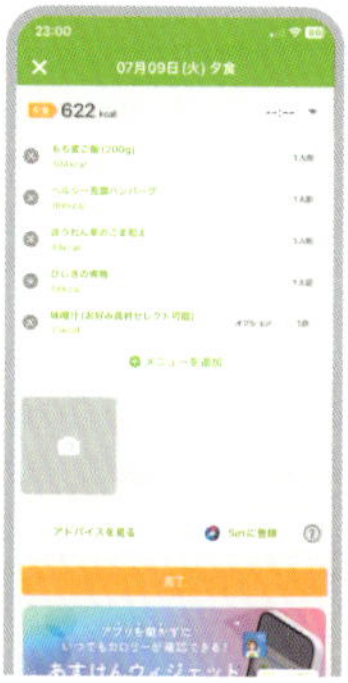

5

もち麦ご飯100gを食べたのに、200gになっている場合は、半分の0.5人前に修正。

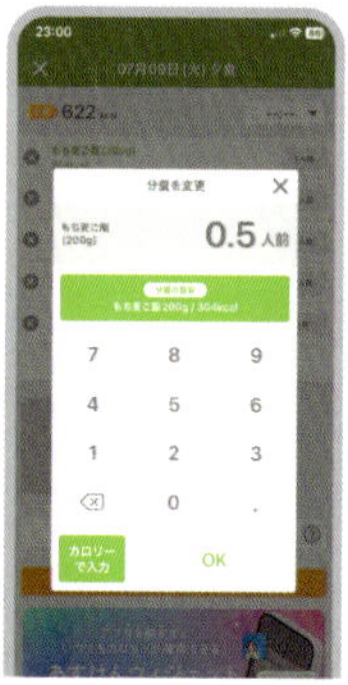

6

全て入力し終えたら、この写真の食事が大体499kcalであることがわかりました。

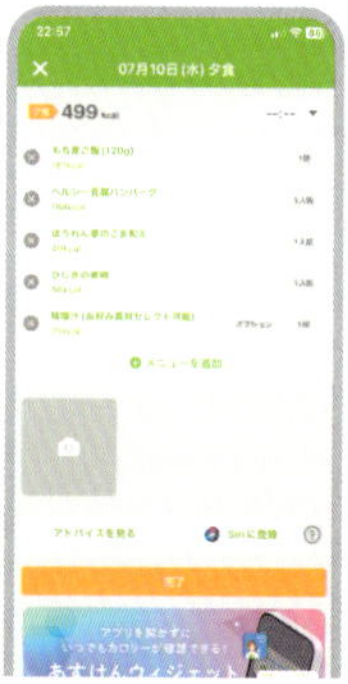

ざっくりの
カロリーが
わかればOK!

運動ゼロでもこれだけ変わる

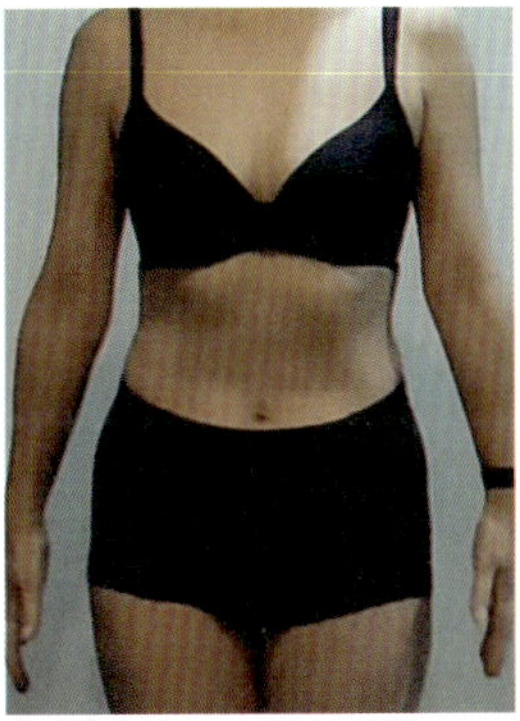

58kg・Mサイズ

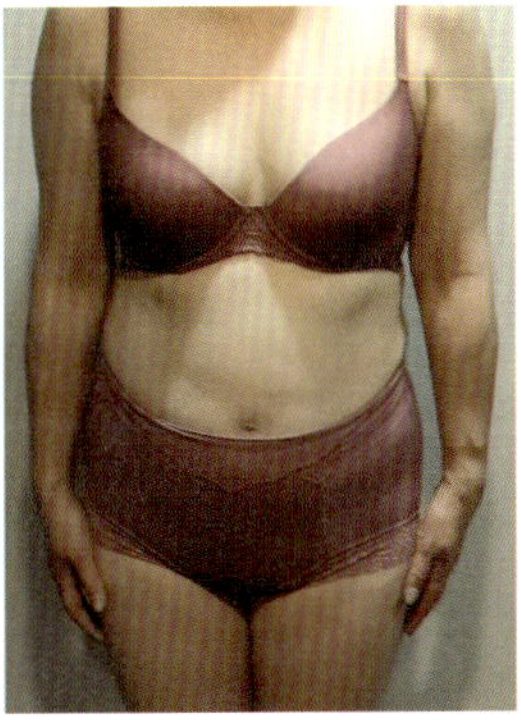

64kg・Lサイズ

運動で挫折した人こそ食事メインで成功！

イメージとは反対に、食事メインで取り組んだほうが、体脂肪が落ちるペースは速くなることがおわかりいただけたと思います。

上の写真の村松さん（52歳）は、半年で体重マイナス6kgですが、これほど見た目を変えることに成功されています。服もLからMにサイズダウン。Mサイズの服が着られるようになったのは、なんと8年ぶりだそうです。ですが、村松さんには激しい運動は一切やってもらっていません。他の講座生にも一度も激しい運動を指導したことはありませんが、食事メインでこれだけの成果を得ています。

戦略2 まとめ

大きな
アンダーカロリーを
作れるのは、
運動ではなく食事です

1. 1食あたり500kcal前後に調整すると、適度なアンダーカロリーが作れる。

2. 摂取カロリーを極端に減らすのはNG。脳が飢餓状態を感じて基礎代謝が下がってしまう。

3. 激しい有酸素運動より食事で摂取カロリーを下げたほうが、効率よく大きなアンダーカロリーを作れる。

4. 食事管理アプリを活用すれば、摂取カロリーの調整も簡単。

戦略3

PFCバランスを整える

Strategy 3

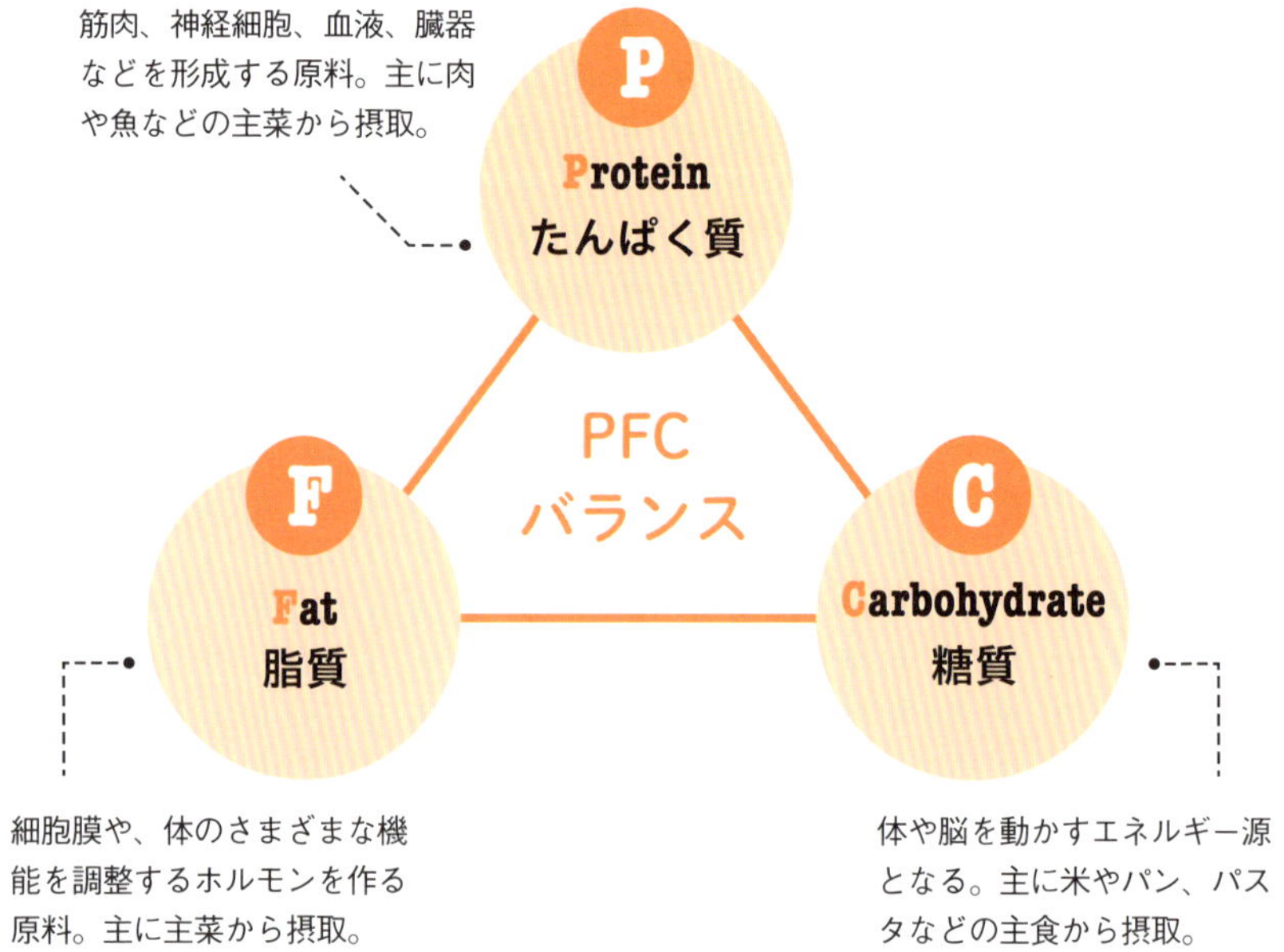
筋肉、神経細胞、血液、臓器などを形成する原料。主に肉や魚などの主菜から摂取。
P
Protein
たんぱく質
PFC
バランス
F
Fat
脂質
C
Carbohydrate
糖質
細胞膜や、体のさまざまな機能を調整するホルモンを作る原料。主に主菜から摂取。
体や脳を動かすエネルギー源となる。主に米やパン、パスタなどの主食から摂取。

三大栄養素のバランスを考えて献立を作る

1食あたり500kcal前後で管理しつつ、実際どんなメニューで組み立てればいいのでしょう？　ということで、次の戦略「PFCバランスを整える」について解説していきます。**PFCバランスとは、三大栄養素といわれるたんぱく質、脂質、糖質のバランスのこと**で、それぞれの英語の頭文字をとっています。

PFCバランスを守った食事で、安定してアンダーカロリーを作ることには、体脂肪だけを落とすために欠かせない大きなメリットがあります。ムダ食いや間食が減る、基礎代謝が上がるという2つのメリットについて説明します。

メリット1 食事が安定してムダ食いがなくなる

糖質制限を例に挙げると、炭水化物を極端に摂らない食事では、糖質が圧倒的に少なくなるので、PFCバランスは当然崩れます。**糖質は体や脳を動かすときのエネルギー源ですから、不足すると脳はエネルギー不足を感じて「もっと食べろ！」と、私たちに強烈な命令を出します。**これによって糖質の多いご飯やパン、お菓子などの甘いものを強く欲するようになるのです。

たんぱく質や脂質も同じです。たんぱく質は筋肉、神経細胞、血液、臓器などを形成する原料ですし、脂質は細胞膜やさまざまなホルモンの原料になっています。ホルモンには食欲をコントロールするものもあります。つまり、**どの栄養素が不足しても、強烈に食欲が乱れてしまうのです。**

食欲をコントロールしているのは脳ですから、私たちの「ダイエットしたい！」という意志とは関係なく食べてしまうのは、PFCバランスが乱れているから。逆にいえば、**PFCバランスが整っていれば、食欲は安定するというわけです。**

メリット2

基礎代謝が上がってやせ体質になる

次に基礎代謝についてですが、普段から食事で糖質を摂っていない人は、糖質を代謝する力が落ちます（耐糖能の低下）。もう少しわかりやすく説明すると、糖質を摂っていない＝糖質を代謝する練習をサボっているわけですから、糖質がやって来たときに、脳や体を動かすためのエネルギーに変換できなくなるということです。こうなると変換されずに余った糖質は、体脂肪として蓄えられてしまいます。食の欧米化が進んだ現代では簡単に脂質過多になるため、糖質制限をしていない人でも糖質の割合が下がり、耐糖能が低下しやすくなります。

つまり**ＰＦＣバランスが悪いと、代謝する力が落ちてしまうということです。**戦略2でお伝えしたように、摂取カロリーを管理しながら、可能な限りＰＦＣバランスも整えていく必要があるのです。適当に食事量だけを減らしても、うまくいきません。

これがどのくらいのデメリットになるのか、もう少し具体的にしていきましょう。

例えばＡさんは、食欲を自然と抑えることができ、1日250ｋｃａｌのアンダーカロリーを安定して作れます。1日あたり体脂肪を35ｇ落とせるので、1週間で体脂肪を約250g、1か月で約1kg、3か月続ければ3kgの体脂肪を落とすことができます。体脂肪だけで3kg落とせたら、服の着用感やサイズが変わるなど、嬉しい変化を実感できます。

一方で、PFCバランスが悪くて食欲が抑えられないBさんは、食べすぎてしまう日も多く、1週間で100g程度しか体脂肪を落とせません。つまり、1か月で落とせる体脂肪は約400g、単純に計算すると、体脂肪を3kg落とすのに約7か月半もかかることになります。これでは、ダイエットを続けていても、見た目は一向に変わりませんから、モチベーションも続きませんよね。

つまり、食欲が安定しているAさんは、アンダーカロリーを継続して作れるので見た目を変えるのに最短3か月で済むところ、食欲が乱れているBさんは、体脂肪の落ちるペースがAさんに比べて2倍以上遅くなってしまうため、見た目を変えるのに7か月以上かかるということです。ここでさらに基礎代謝が低下して、消費カロリーまで下がってしまうと、今度は「食事量を減らしてもアンダーカロリーの状態にならない」という最悪な状況に陥ります。逆にいえば、**PFCバランスが整った食事を摂ることによって、必要な栄養素を代謝する練習を日常的に行えるため、体脂肪の溜まりにくい、基礎代謝の高い体になるというわけです。**

食事制限で体重が落ちたとしても、それは一時的なもの

では、なぜ糖質制限やファスティングといったPFCバランスを無視したダイエット方法が流行っているのか、疑問に思った方もいると思います。食べないダイエットで短期間に体重が落ちるのは、戦略1でも説明したように、主に水分と内臓に溜まった内容物が減ったことによるものです。「2週間でマイナス5kg！」といった情報もよく見かけますが、実のところ体脂肪はあまり減っていないのです。

体脂肪は落とせても1日で50gくらいがいいところですから、2週間で体脂肪が5kgも落ちることはありません。ではなぜこんなに体重が落ちるのかというと、例えば糖質は水と仲よしでいつもくっついているため、糖質制限をすることで体の中の水分も一緒に排出されるからです。ファスティングも、一時的に食事を摂らないことで、食事から持ち込まれる水分と内臓に蓄えられる内容物がごっそり減るので体重が落ちます。**水分や内容物が減るだけで、確かに見た目はやせたように見える場合もありますが、食事量を元に戻せば、簡単に元通りになるのです。**

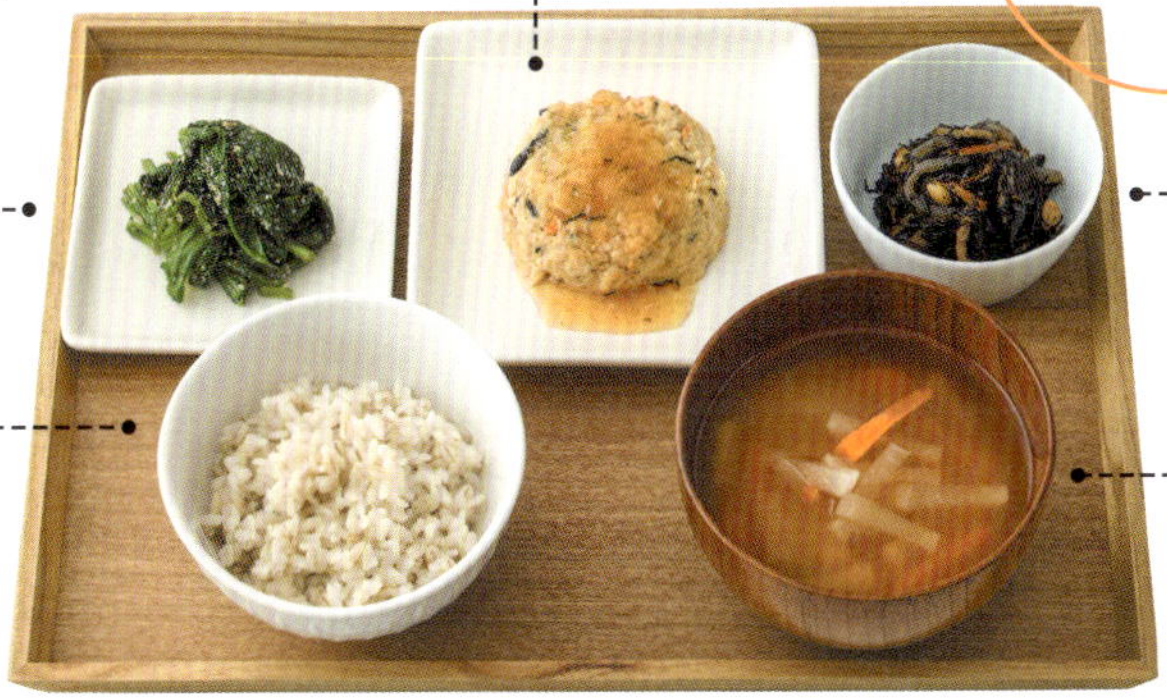
献立の一例
副菜❷
ほうれん草の
胡麻和え
主菜
豆腐ハンバーグ
副菜❶
ひじき煮
主食
もち麦
ご飯
汁物
大根と
にんじんの
味噌汁

“定食型”の食事にすればPFCバランス◎

このように、体脂肪だけを狙って落とすために、PFCバランスは非常に重要な役割を担っているということがわかりました。「でも、PFCバランスの整った食事って、難しそう」と感じる方もいるかもしれませんが、実はとても簡単。**食事の構成を「定食型」にすればOKです。**

定食型の食事とは、上の写真のような「ご飯・パン・麺類などの主食」、「肉・魚・卵などの主菜」、「野菜・海藻・きのこ類などの副菜」、「汁物」を含む構成の食事のこと。たんぱく質、脂質、糖質のバランスが整うだけでなく、食物繊維やビタミン、ミネラルも豊富に摂れます。

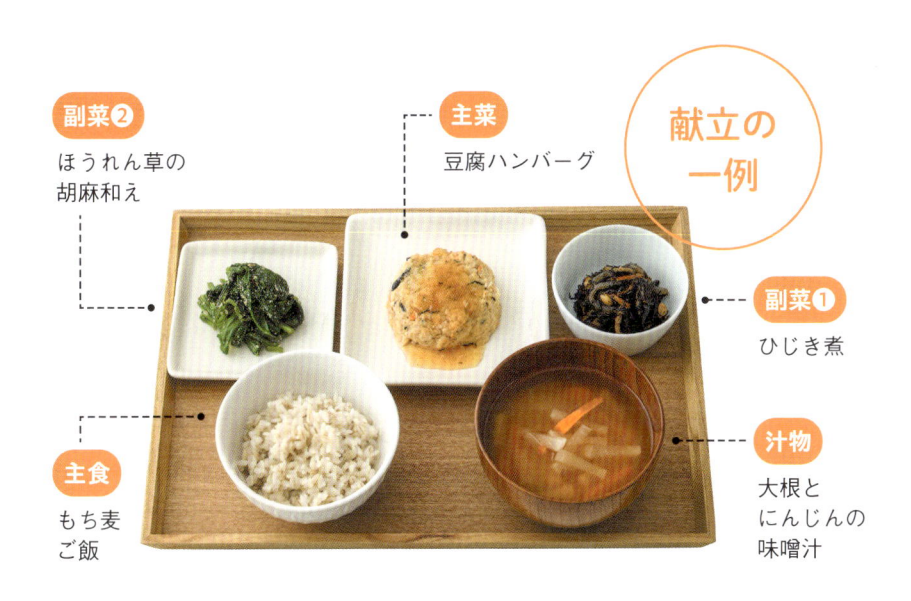

CHOICE!

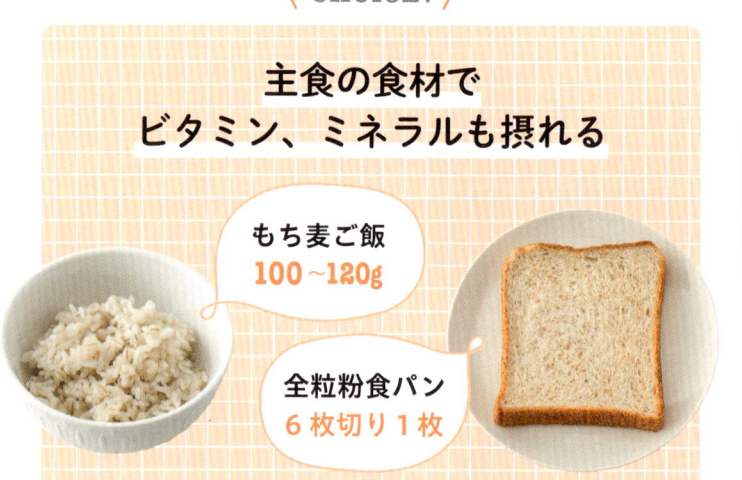

主食の食材で ビタミン、ミネラルも摂れる

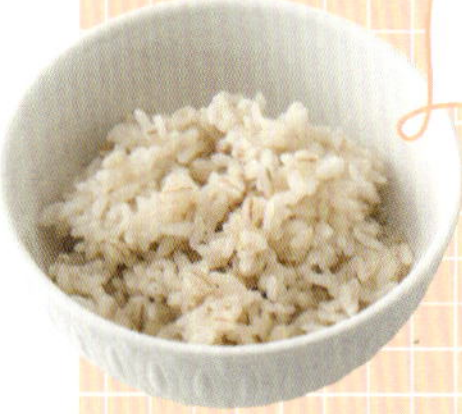

もち麦ご飯
100～120g

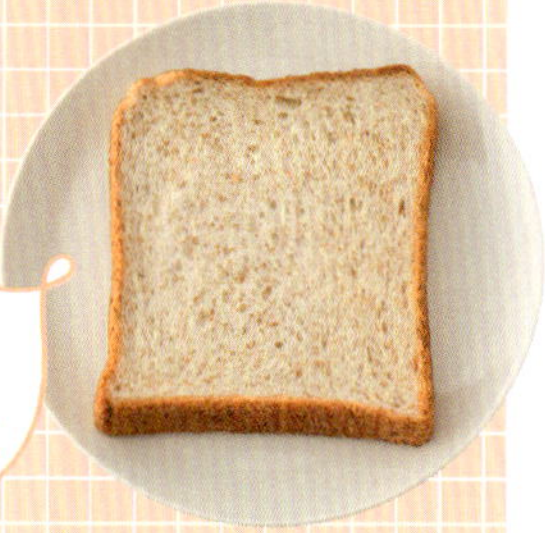

全粒粉食パン
6枚切り1枚

1 主食を決める

主食からは主に糖質が摂れます。基本的に米、パン、麺、芋の中から選べばOKですが、普段の食事では米かパンになるケースが多いと思います。

米の場合はお茶碗に小盛で100～120g、パンの場合は食パン6枚切りを1枚くらいで、適量の糖質が摂れます。

ちなみに米にする場合、**白米よりもち麦ご飯や玄米ご飯、パンの場合は全粒粉やライ麦パンのほうが、食物繊維とビタミン、ミネラルが豊富に摂れます。より満腹感が上がり、腸内環境の改善につながるので、圧倒的におすすめです。**

もち麦ご飯の作り方は、白米1合に対して、市販のもち麦50gを配合して炊くだけなので、とても簡単です。

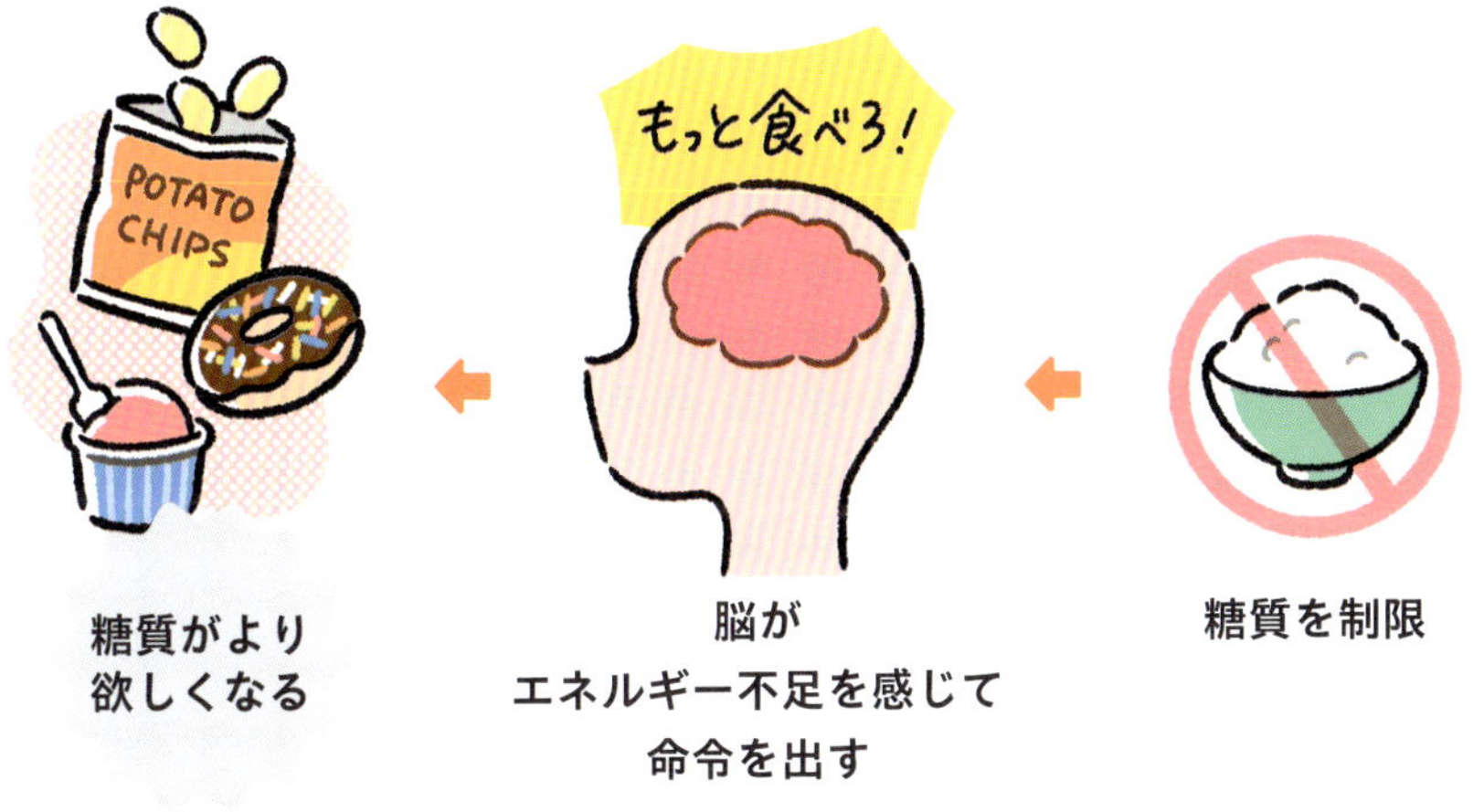

主食を抜くのは絶対にNG 体がもっと糖質を欲しがるように

ダイエット中に糖質を摂ることに抵抗感があり、朝食や夕食で主食を抜きたくなる人もいるかもしれません。

しかし、これまで何度もお伝えしているように、極端な糖質制限をすることで、脳はエネルギー不足を感じてしまいます。飢餓状態と判断して基礎代謝を落とす、いわゆる省エネモードの体になるのです。それだけでなく、足りない糖質を「もっと摂れ！」と脳が命令を出すため、糖質を多く含んだ甘いお菓子や、高カロリーなジャンクフードなどを体が欲するように。このような理由から**主食を適正量摂ってPFCバランスを整えることが、とても大切なのです。**

2 主菜を決める

CHOICE!

脂質の少ないものをチョイス！

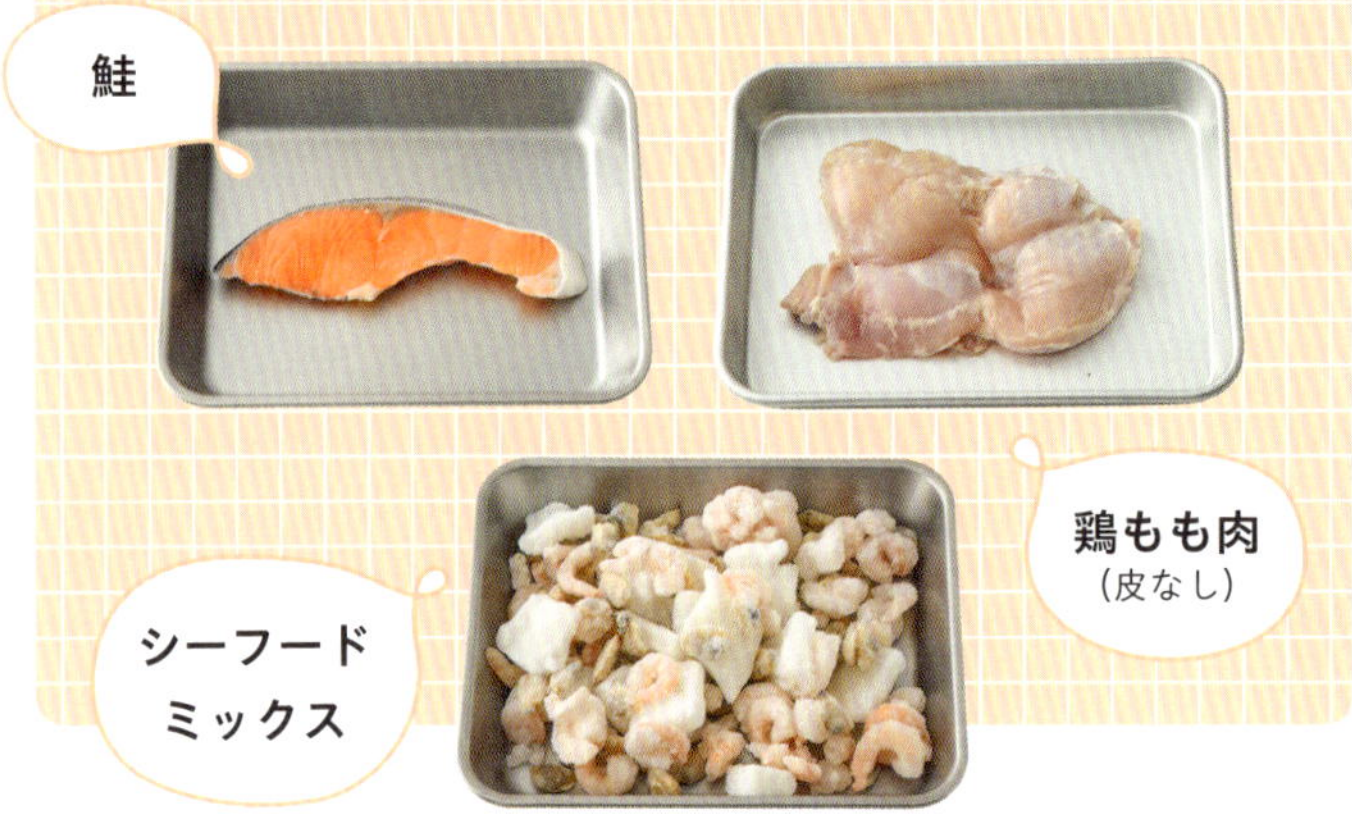

主菜からはたんぱく質と脂質が摂れます。

主に肉、あるいは魚介類を使ったメニューから選べばＯＫです。

ただし、脂質の多い肉や魚を選んでしまうと、あっという間に脂質がオーバーしてしまいますから、注意が必要です。

私たちのＰＦＣバランスは、かなり意識しないと必ず脂質が多くなり、肝心のたんぱく質は少なくなります。そして、三大栄養素の中でも、不足すると最も強烈に食欲を乱すのが、たんぱく質なのです。

ですから、脂質の少ない肉や魚を積極的に採用するようにしましょう。肉なら、ヒレ肉や鶏胸肉、鶏もも肉は皮を取る、魚なら鮭やマグロ、ノンオイルのツナ缶や冷凍シーフードミックスなども便利です。

揚げ物はすぐにカロリーオーバーに！

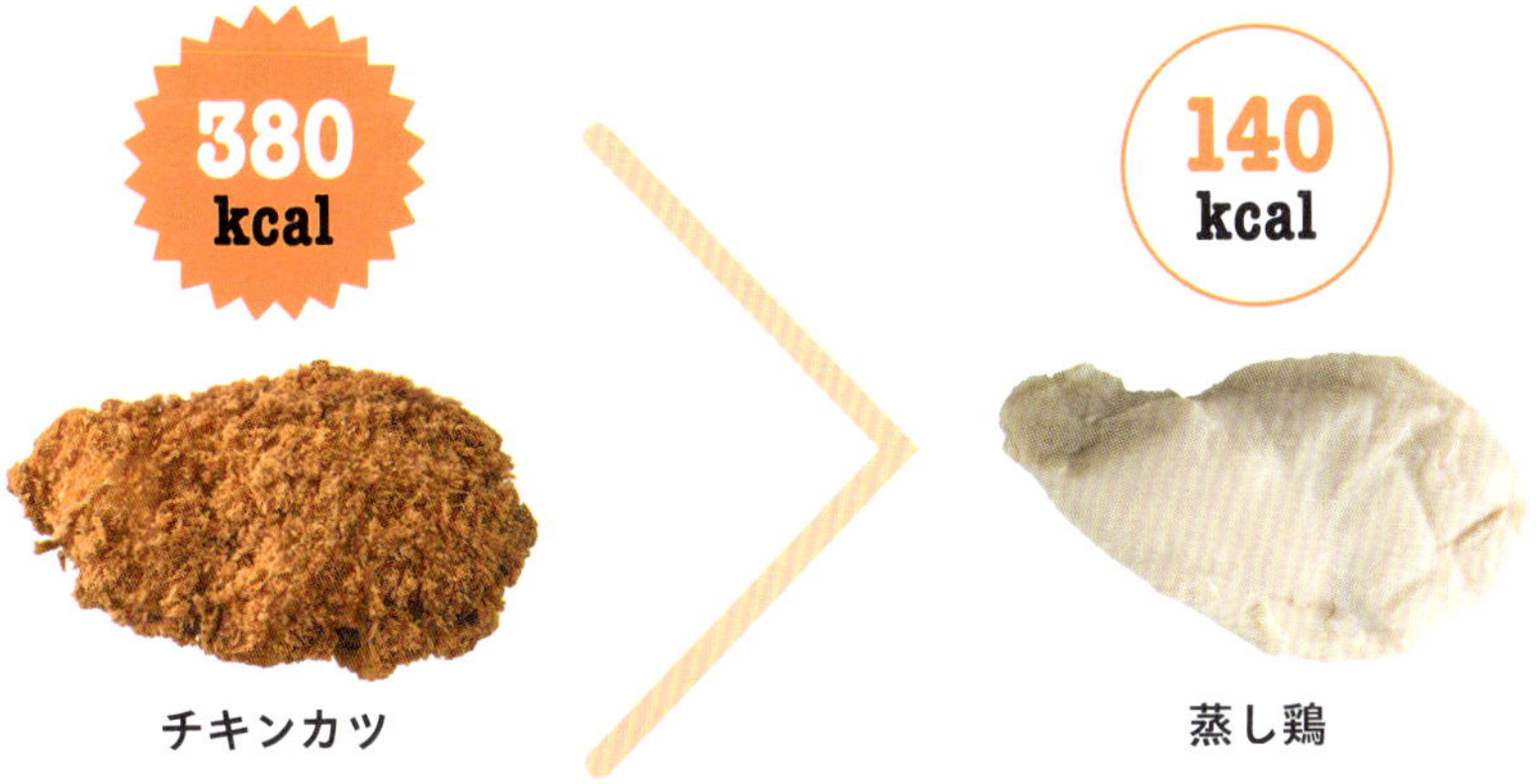

チキンカツ　　蒸し鶏

「煮る・焼く・蒸す」の調理法で脂質をセーブ

脂質の少ない食材の選択と併せて、調理法も工夫しましょう。当然ながら、揚げ物にすると簡単にカロリーも脂質もオーバーしてPFCバランスが崩れますので、**焼く・蒸す・煮るなどの調理法を積極的に選ぶようにしてください。**

生の魚介類が大丈夫ならお刺身、シーフードミックスをたくさん使った具だくさんのちゃんぽん鍋などもいいですね。魚介類が苦手な方は、ヒレ肉のオーブン焼きなどシンプルな調理法を採用すると、脂質を抑えることができますよ。

ちなみにダイエッターに人気の豆腐や納豆は、たんぱく質だけでなく実は脂質も高めの食材。摂りすぎないよう注意しましょう。

CHOICE!

3 副菜を決める

両手のひらに山盛り分摂ってもOK！

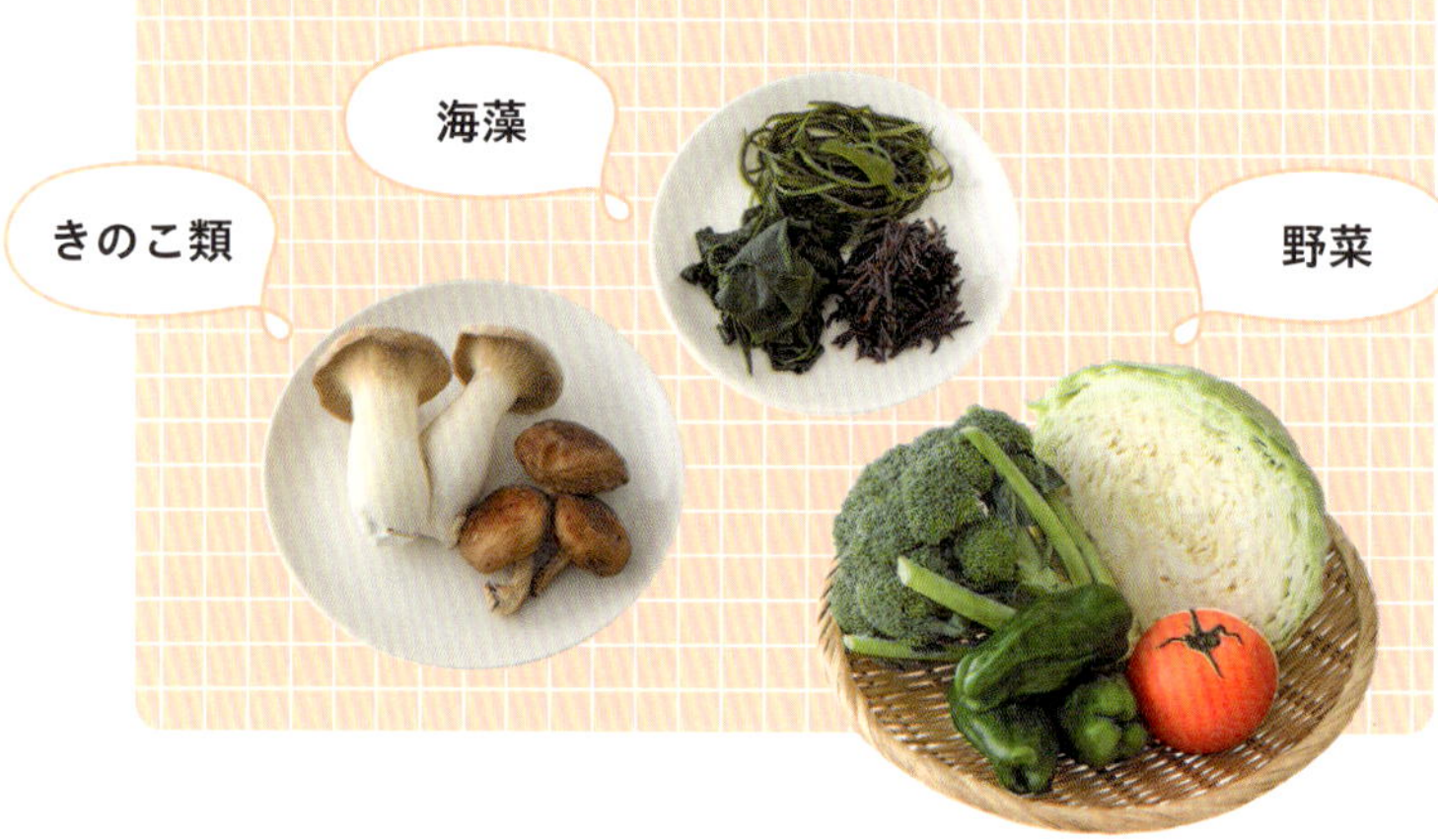

副菜からは、主にビタミン、ミネラルと食物繊維を摂取できます。野菜や海藻、きのこ類を使ったレシピから、1～2品献立を決めましょう。副菜で主に使う食材は、主食や主菜と違ってカロリーが低いので、手のひらに山盛りのっかるくらい摂っても大丈夫です。

副菜は、体脂肪を落とすのに必須のビタミンやミネラルを確保するためにも、重要な役割を担っています。例えば、糖質が代謝されるときには、ビタミンB_1やビタミンB_2の助けがないと、うまくエネルギーに変換できません。三大栄養素がバランスよく摂れていても、ビタミンやミネラル、食物繊維が大幅に不足すると、体の機能がうまく働かず、代謝も落ちてしまうのです。

なるべく副菜で、いろんな種類の野菜や海藻、きのこ類を摂るように意識しましょう。

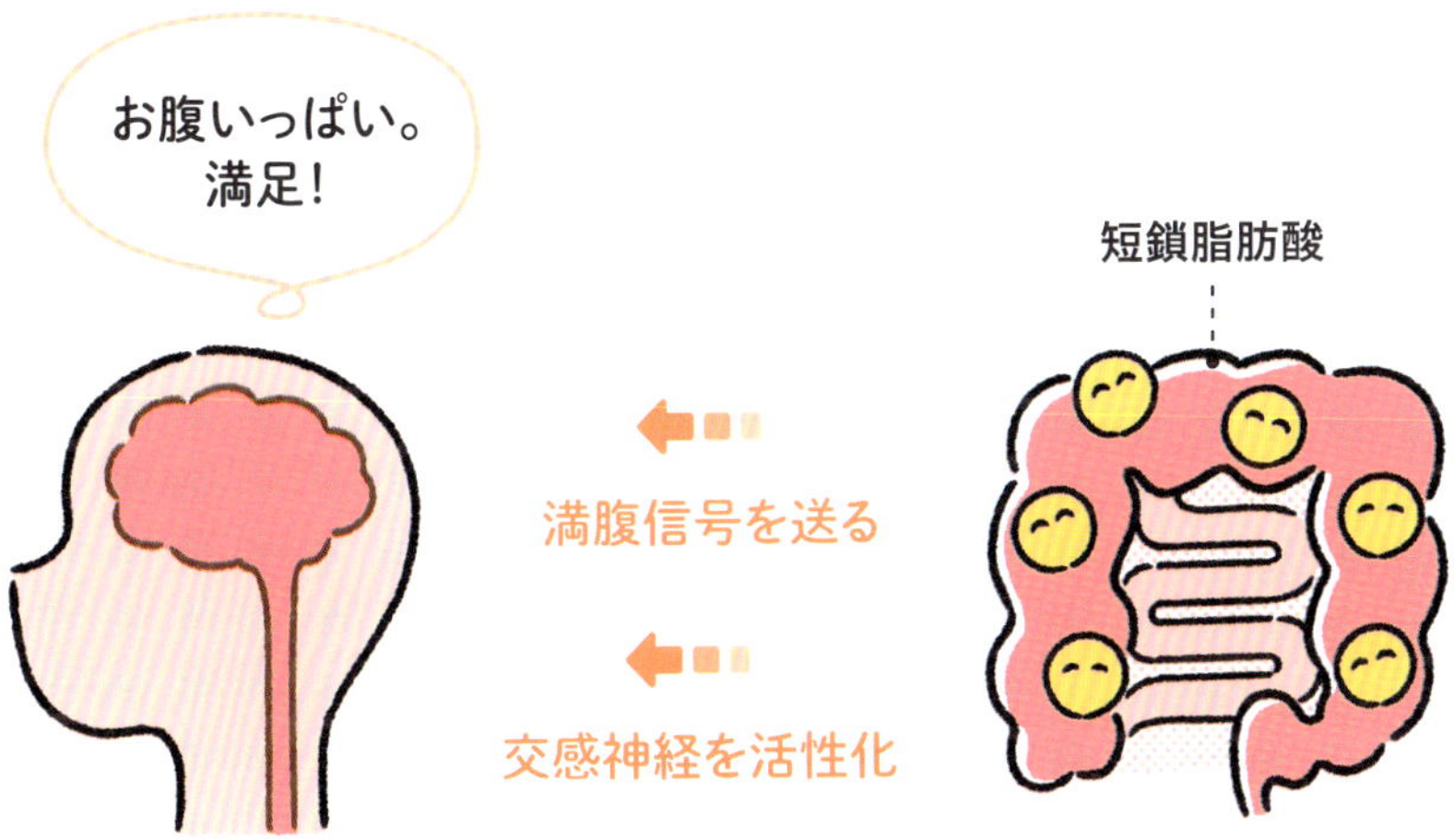

食物繊維たっぷりの副菜で代謝を上げる

食物繊維の働きについてもみていきましょう。

食物繊維は腸内の善玉菌のエサとなるため、善玉菌を増やして腸内環境を整えるのに役立ちます。善玉菌によって分解される際に、腸内で発酵して短鎖脂肪酸という物質が作られます。**この短鎖脂肪酸が、脳に満腹信号をたくさん送ってくれるため、食べすぎを防ぐことができるのです。**

短鎖脂肪酸には交感神経を活性化するスイッチとなる役割があることも、京都大学の研究によってわかっています。**交感神経が活性化すれば、体温や心拍数が上昇し、基礎代謝も上がってアンダーカロリーの作りやすい体になります。**

CHOICE!

4 汁物を決める

具材のバリエーションを増やそう！

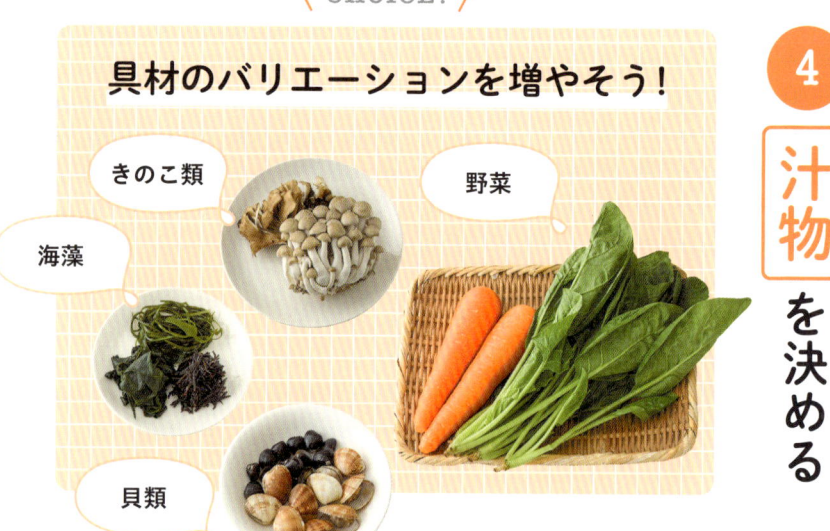

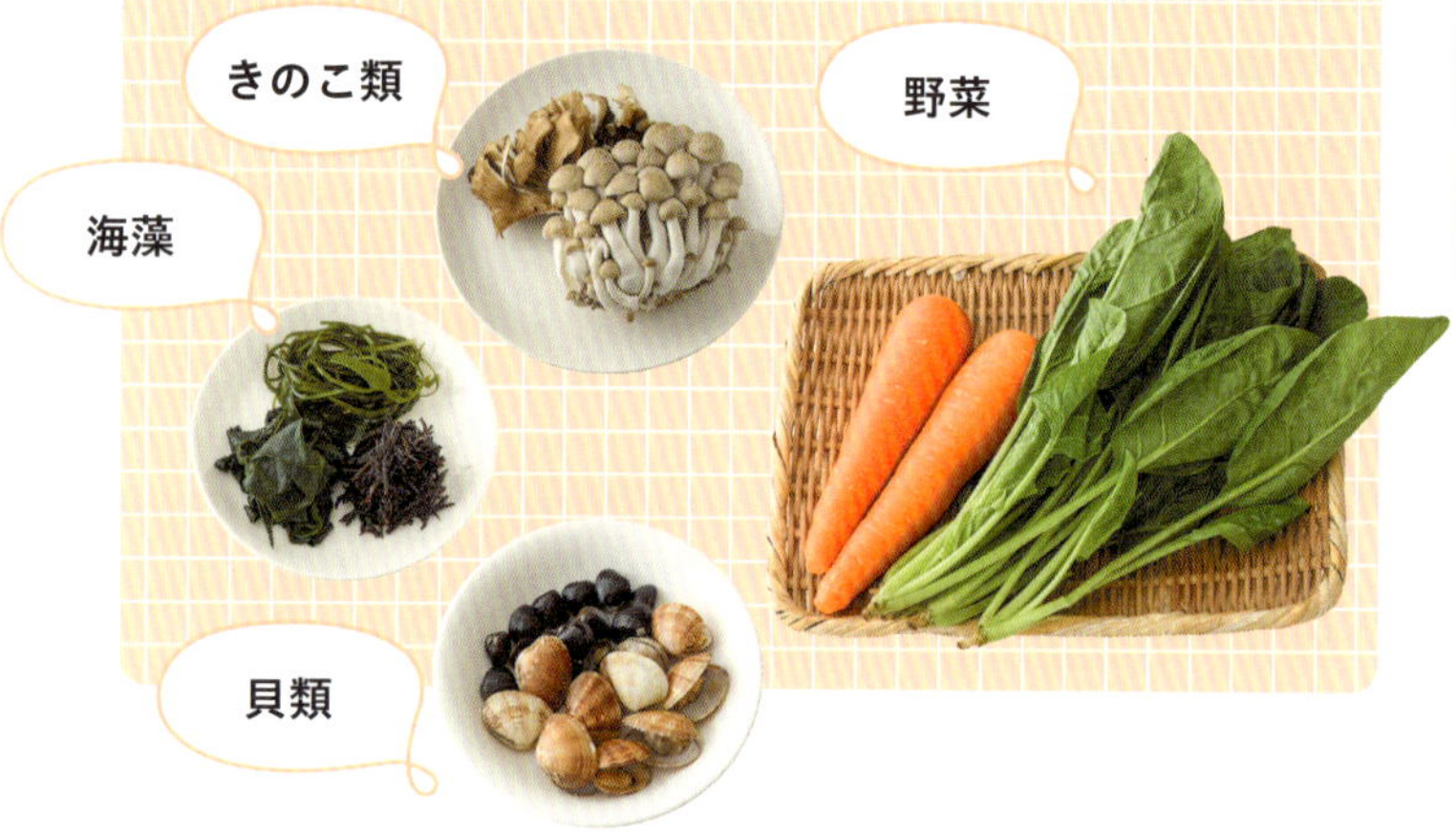

さらに汁物を追加することで、食事での満腹感が飛躍的にアップします。**液体は固形物より圧倒的に胃を拡張できるので、摂取カロリーを抑えながら、無理なく食べすぎをセーブできるのが大きなメリットです。**

具材も、野菜や海藻、きのこや貝類などから選べば、食物繊維、ビタミン、ミネラルなどを補うことができます。具体的には、ビタミンB、Dを多く含む本しめじや舞茸、椎茸、海藻全般、日本人が不足しがちなビタミンAや鉄分が豊富な小松菜やほうれん草、さらに鉄、マグネシウム、カルシウムなどが豊富なあさりやしじみなどを、汁物で積極的に摂りましょう。

味付けや具材のバリエーションを増やすと、食べ飽きることなく、より幅広い栄養素をカバーすることができますよ。

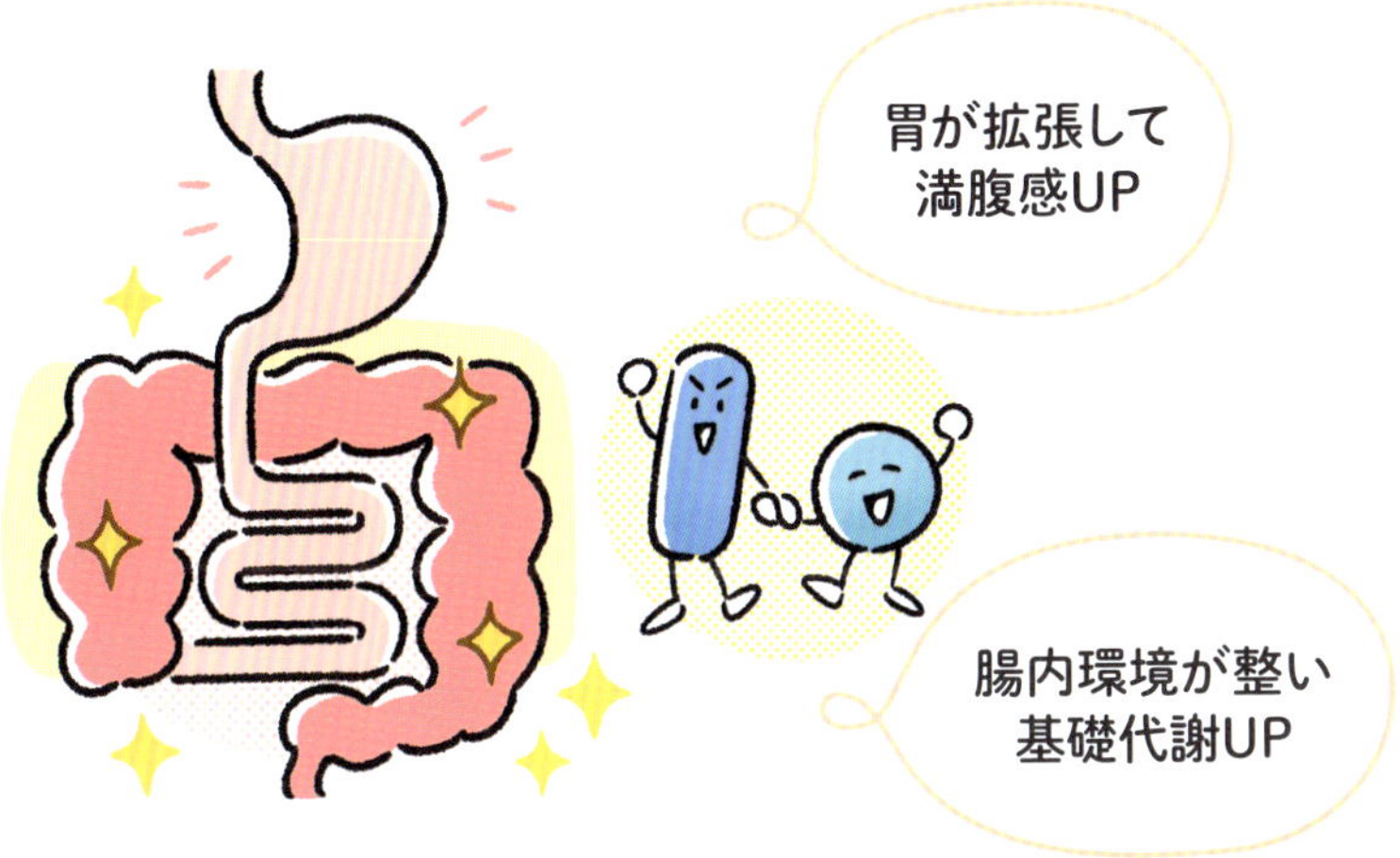
胃が拡張して
満腹感UP
腸内環境が整い
基礎代謝UP

具だくさん味噌汁で腸内環境が整う

汁物の中でも、とくに味噌汁には、体脂肪を狙い撃ちするのに役立つ働きがあります。具だくさんにすることで、胃がさらに拡張して、空腹ホルモンが減少。これによって満腹感が得られるのです。

さらに、**味噌に含まれる乳酸菌によって、腸内の善玉菌が活性化。具材に含まれる食物繊維が善玉菌のエサとなり、善玉菌がさらに増えて腸内環境が整います。**これにより、消化、吸収、排泄がスムーズに行われるようになるため、代謝もアップするのです。

具だくさん味噌汁の体脂肪狙い撃ちパワー、利用しない手はありませんね。

PFCバランスで組み立てたメニュー例

Pattern 1

朝 定食

- もち麦おにぎり（鮭入り）
- 目玉焼き（Sサイズ）
- 味噌汁（わかめ）
- みかん
- すっきりCa鉄200mℓ
（雪印メグミルク）

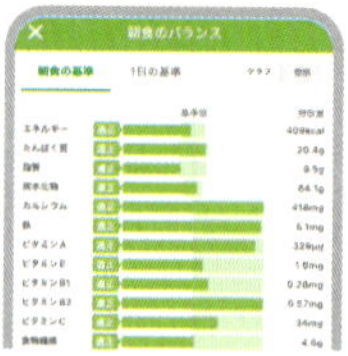

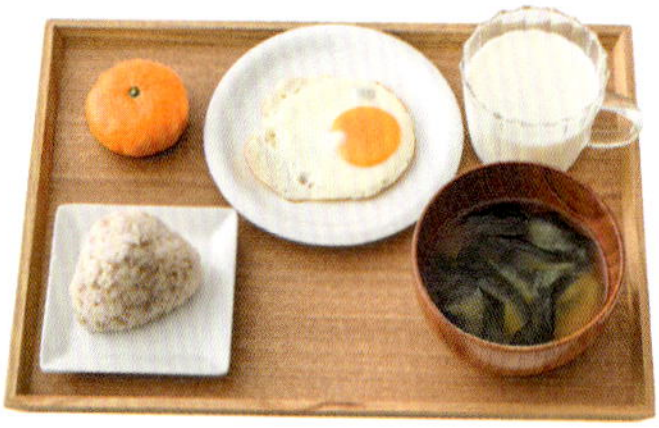

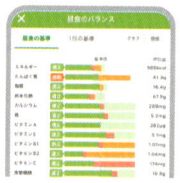

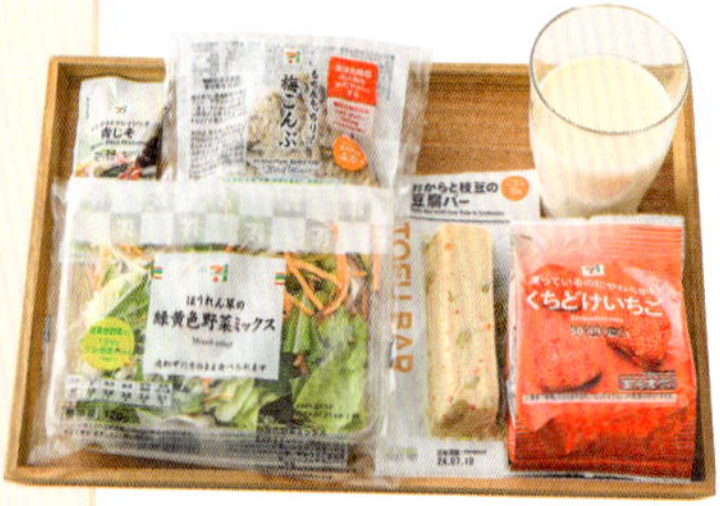

昼 お手軽

- もち麦もっちり！梅こんぶ
- おからと枝豆の豆腐バー
- ほうれん草の
緑黄色野菜ミックス
- ノンオイルドレッシング青じそ
- くちどけいちご
（以上、全てセブンイレブン商品）
- ソイプロテインドリンク200mℓ

夜 定食

- もち麦ご飯120g
- 豚ヒレ肉のステーキ
- 小松菜のおひたし
- 味噌汁（かぼちゃ）
- キウイ
- 低脂肪乳200mℓ

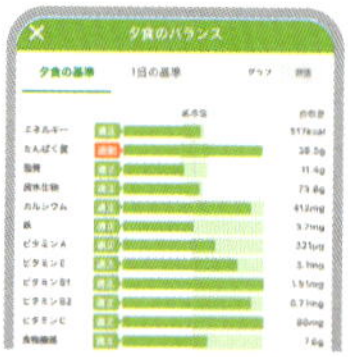

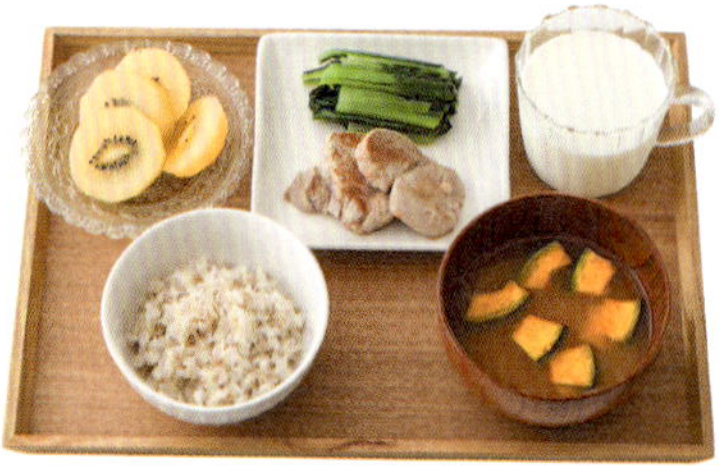

定食メニューに加えて、忙しいときに便利なお手軽メニューやコンビニ商品の組み合わせ例も紹介します。「あすけん」アプリのPFCバランスを測定する機能を使えば、炭水化物、たんぱく質、脂質がそれぞれ適正か確認できます。炭水化物は主食の量で、たんぱく質や脂質は主菜の食材か調理法で調整しましょう。

Pattern 2

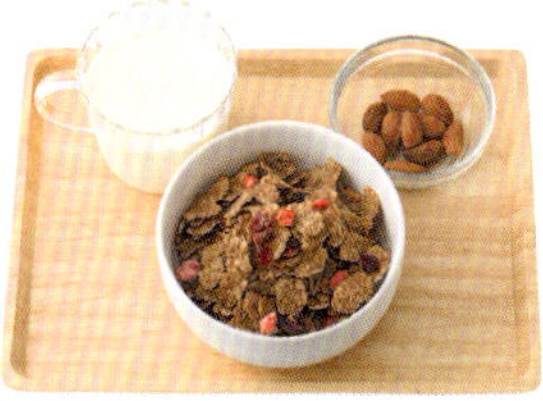

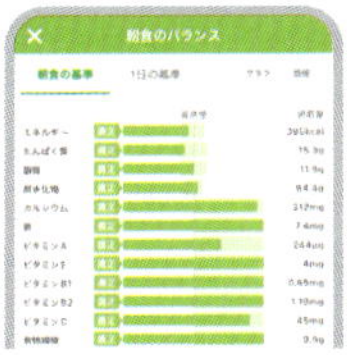

朝 お手軽

- オールブラン フルーツミックス60g（日本ケロッグ）
- 低脂肪牛乳200mℓ
- アーモンド10粒

昼 定食

- もち麦ご飯120g
- ローストビーフ
- ほうれん草の卵とじ
- アスパラのソテー
- みかん
- すっきりCa鉄200mℓ（雪印メグミルク）

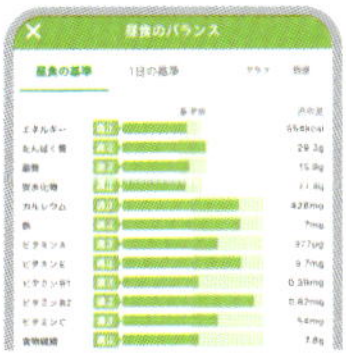

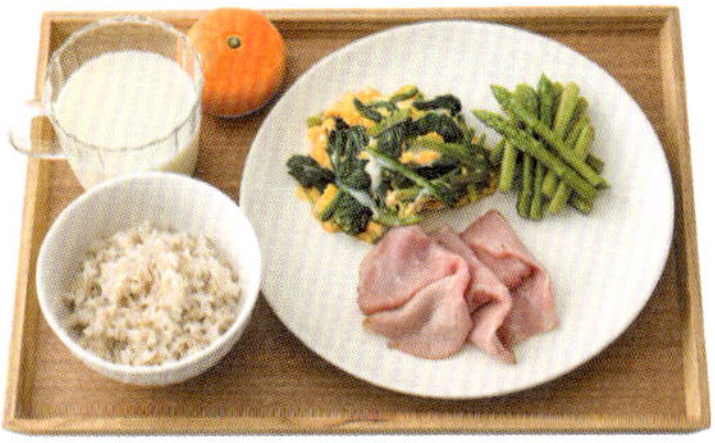

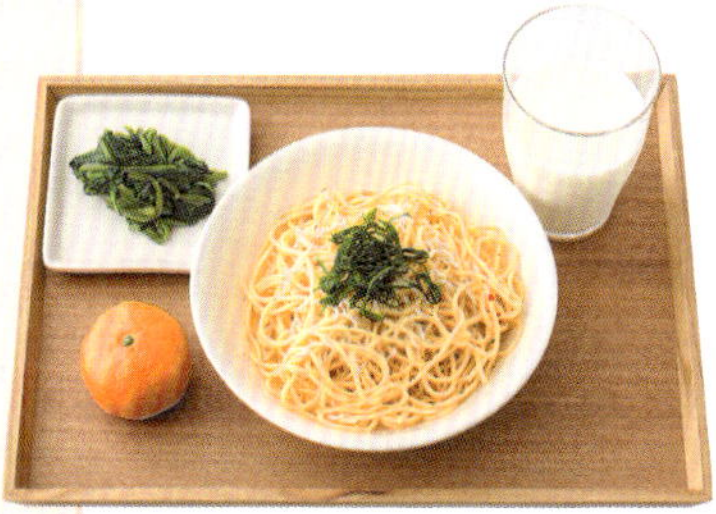

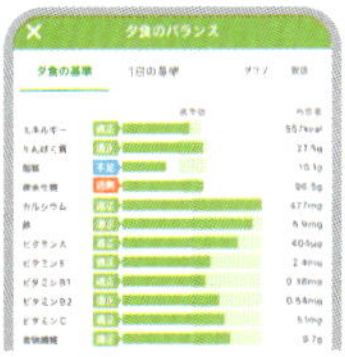

夜 お手軽

- しらすと青じそのスパゲティー
- ほうれん草のおひたし
- みかん
- すっきりCa鉄200mℓ

ヒント1 〝やせ菌〟を味方につける

PFCバランスのいい献立の解説でも、食物繊維や善玉菌については何度も触れてきました。**善玉菌は〝やせ菌〟と呼べるほど、ダイエットにとって重要な役割を持っています。腸内環境を無視したままでは、どんなに努力をしても体脂肪は落とせません。**

では、なぜやせ菌が少ないと、太りやすくなるのでしょう？　ここには2つ理由があり、まず1つ目は「消費カロリーが致命的に低くなるから」です。これは、59ページの具だくさん味噌汁のところでも解説した、代謝と関係しています。

代謝とは、食べ物から摂った栄養をエネルギーや体の材料に変換し、老廃物を体外に排出する一連の化学反応のことですが、最後の排出のステップで善玉菌が大活躍しています。そのため**やせ菌である善玉菌が少ないと、代謝がスムーズに行われずに滞ることになるのです。**

やせ菌が減ると消費カロリーが大幅ダウン

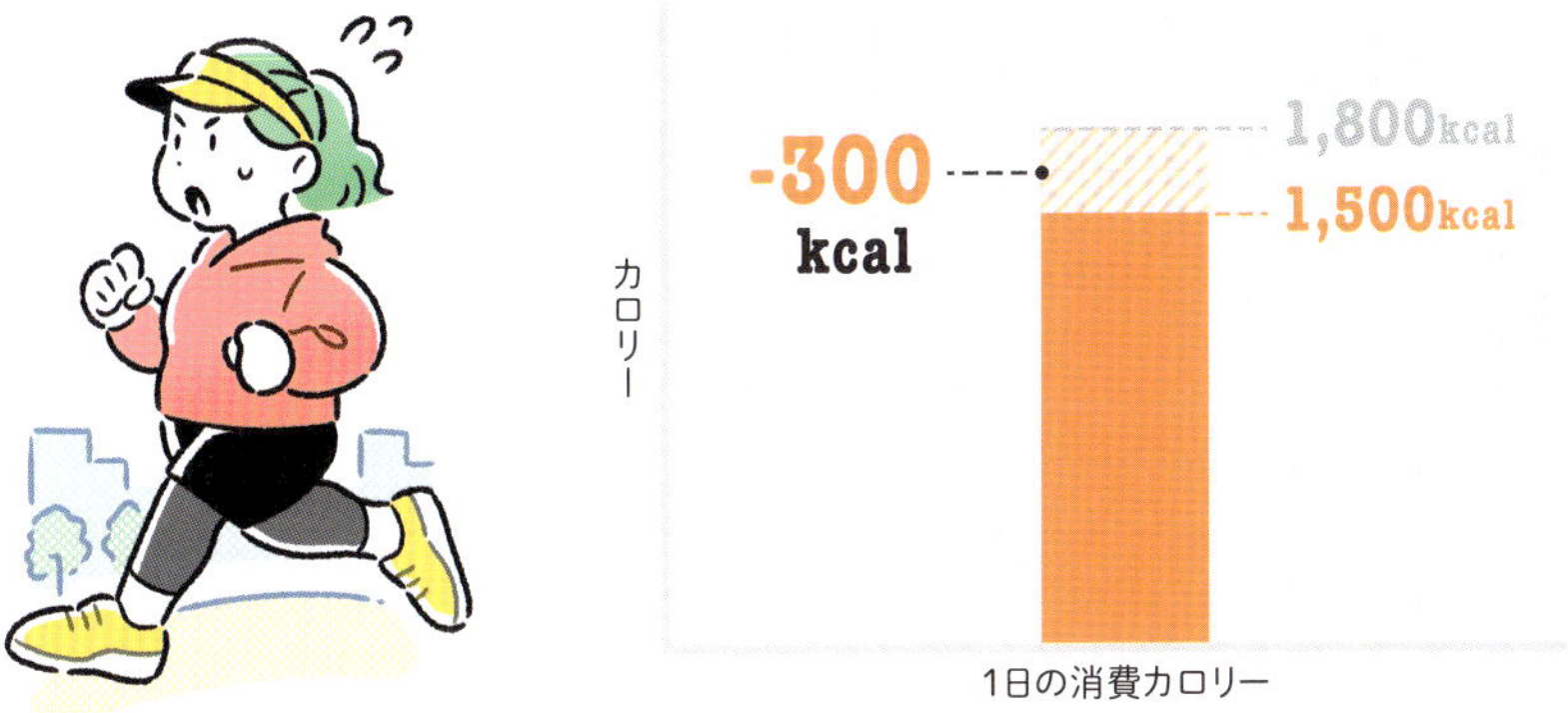

3-①

代謝はなんと消費カロリーの6割を占めています。なので、代謝が落ちれば消費カロリーが大幅に低下することになります。

例えば消費カロリーが1800kcalある女性の場合、代謝で消費されるカロリーは6割の約1000kcal。腸内環境が悪く善玉菌が少ないことで代謝が30%程落ちたとすると、消費カロリーは何と300kcalも落ちることに（**3-①**）。これをカバーするには、毎日30分のランニングが必要になります。雨の日も風の日も毎日30分のランニングを続けるのは、さすがに難しいですよね。

腸内環境のことを考えずにがむしゃらにダイエットしても、代謝が落ちれば太りやすくなります。善玉菌を増やすことが、代謝アップのカギになるのです。

2つ目の理由は「食欲が乱れるから」です。やせ菌である善玉菌が多ければ、エサになる食物繊維や発酵食品など「カロリーはそれほど高くないけど、栄養価の高い食べ物」を欲するようになり、食欲は安定します。

一方で、**悪玉菌が増えると、悪玉菌のエサとなるジャンクフードなどのハイカロリーな食べ物を欲するように。さらに悪玉菌が増殖すると、ますますハイカロリーな食べ物を求めて、摂取カロリーがアップ。体脂肪も増えるという悪循環に陥るのです。**

それでは、腸内環境を整えてやせ菌を増やすのに役立つ食べ物を紹介しましょう。

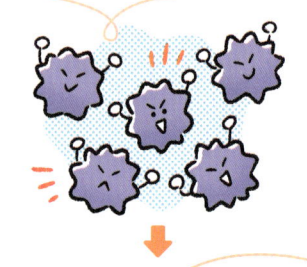

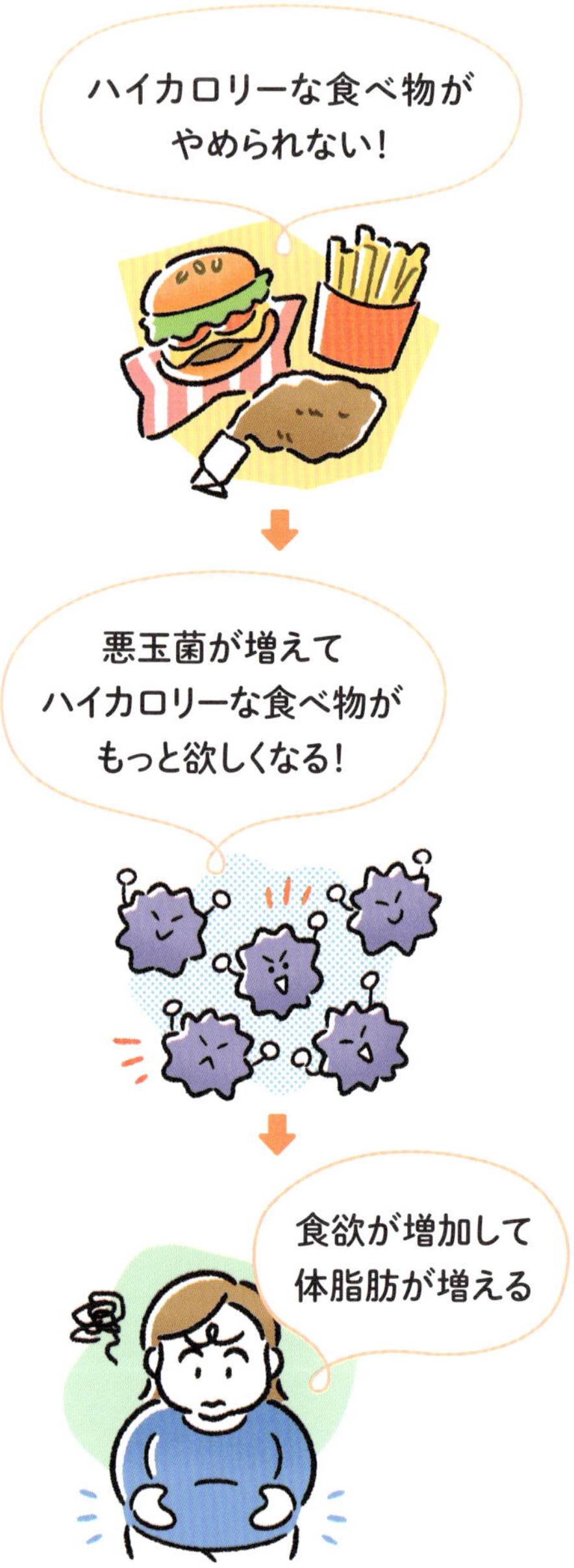

やせ菌を増やす食べ物 1

バナナ

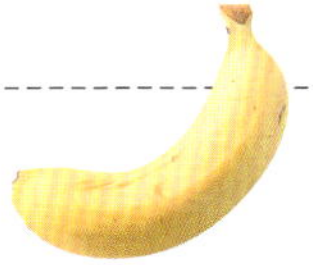

悪玉菌の活動を抑制できる

オリゴ糖をエサにした善玉菌が有機酸を作る

バナナのオリゴ糖が善玉菌だけのエサになる

バナナにはオリゴ糖が豊富に含まれ、**オリゴ糖は善玉菌であるビフィズス菌のエサになって善玉菌の数を増やす効果があります。**また、オリゴ糖は悪玉菌のエサにはならないので、効率よく善玉菌だけを増やすことができるのです。

また、国立健康・栄養研究所の研究で、オリゴ糖をエサにした善玉菌は、有機酸という酸性の物質を作り、これにより腸内が弱酸性になって、悪玉菌の活動が抑えられることも明らかに。

さらにバナナは、レジスタントスターチという人間の消化酵素では分解されないでんぷんを含んでいて、これが大腸まで届いて善玉菌のエサとなり、善玉菌を増やしてくれるのです。

やせ菌を増やす食べ物 2
鮭

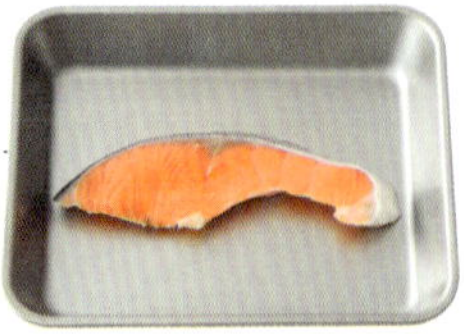

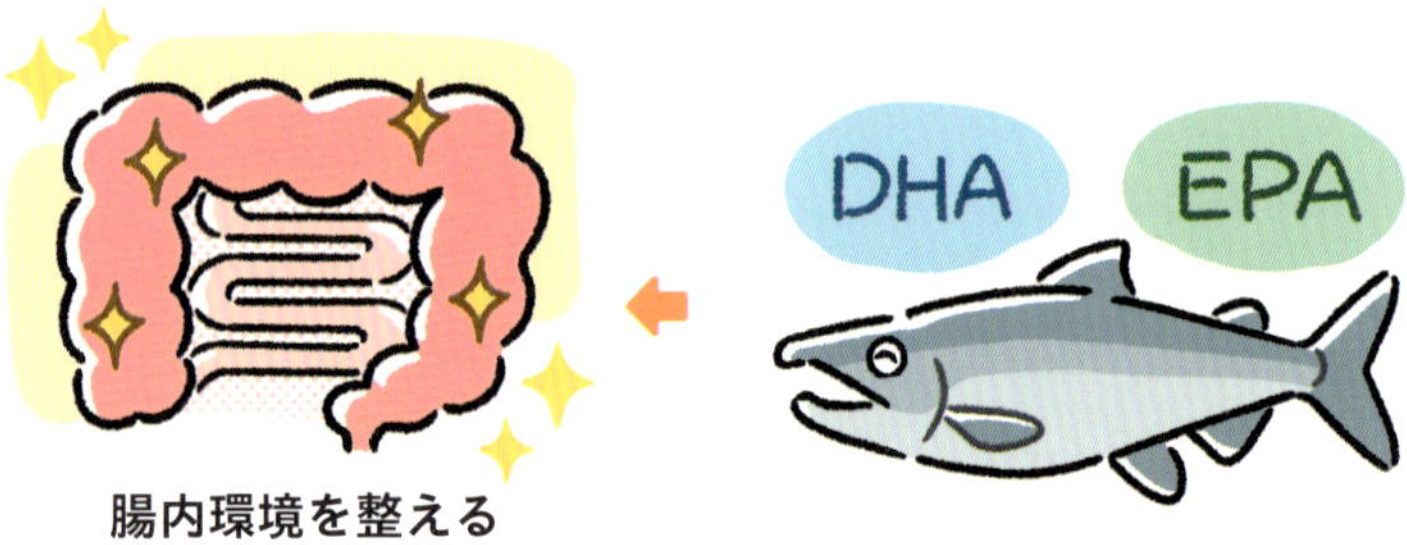

鮭のEPAやDHAには腸内環境を整える働きが

鮭にはEPAとDHAという必須脂肪酸が豊富に含まれています。体内で作ることができない脂質なので、食事から摂る必要があります。しかし、1日の推奨摂取量約1000㎎に対し、ほとんどの日本人女性は、その半分量も摂取できていません。紅鮭は1切れで約750㎎、銀鮭は1200㎎も含有しているので、効率よく摂取できる食材です。

さらに**EPAとDHAには、腸内の炎症を鎮めて善玉菌が増えやすい環境に整えるという効果があります。**不足すると体内の中性脂肪、悪玉コレステロールが上昇しやすくなるというデメリットも。

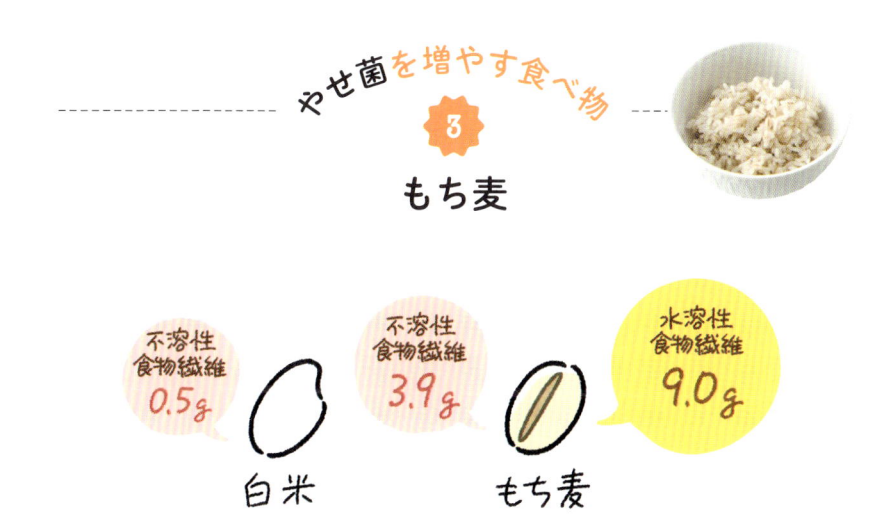

やせ菌を増やす食べ物 3

もち麦

もち麦に含まれる食物繊維は白米の約25倍、玄米の約4倍

食物繊維には、水溶性と不溶性の2種類があり、どちらか一方ばかりを摂りすぎると、かえって腸内環境を乱して悪玉菌が増えやすくなります。やせ菌を増やすためには、両方をバランスよく摂る必要があるのです。

そこでおすすめなのが、もち麦。**もち麦には食物繊維が白米の約25倍、玄米の約4倍も多く含まれています。特に日本人女性に不足している水溶性食物繊維が豊富で、不溶性食物繊維も白米より多く含まれ、やせ菌を増やすにはドンピシャな食材です。**またもち麦に含まれる水溶性食物繊維・β－グルカンには、腸内の免疫力を高め、腸内環境を整える働きがあります。

ヒント2 食前のひと口をガマンしない

「1食あたり500kcal前後で、PFCバランスの整った食事を3食心がけて」となると、ちょっと小腹が空いてもガマンしなきゃと考えてしまうかもしれません。

実は食前は、体脂肪を落とすのに超重要なボーナスタイムのようなものなのです。**食前に食べるひと口をちょっと工夫すれば、普段より少ない食事量でも高い満腹感を得ることができ、ツラい空腹をガマンする必要もありません。わざわざ低カロリー、低糖質な食べ物を摂らなくても、自然と摂取カロリーを抑えることができるんです。**

人間が満腹を感じる条件を知ると、その理由がわかります。

条件は2つあり、「胃の拡張」が1つ目です。胃が膨らむと、胃の迷走神経を通じて脳の視床下部という部位に情報が伝わり、満腹を感じるようになります。

2つ目の条件は、「血糖値の上昇」（**3-②**）です。血糖値は上げたらダメ、というイメージがありますよね。確かに急激に血糖値が上がると、インスリンが大量に分泌されて、血液中の糖分が脂肪細胞に運ばれてしまいます。さらにその後血糖値が急激に下がることで、強い空腹感に襲われて食べすぎを招き、摂取カロリーが増加。体脂

胃の拡張

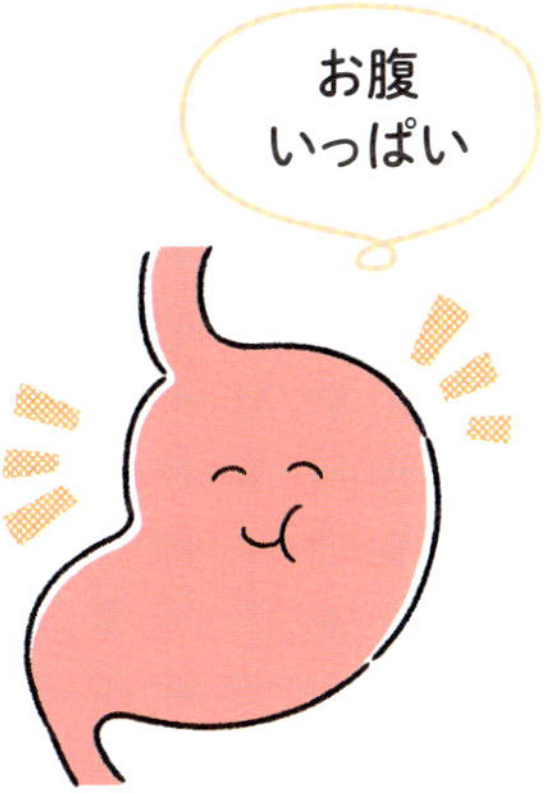

血糖値の上昇

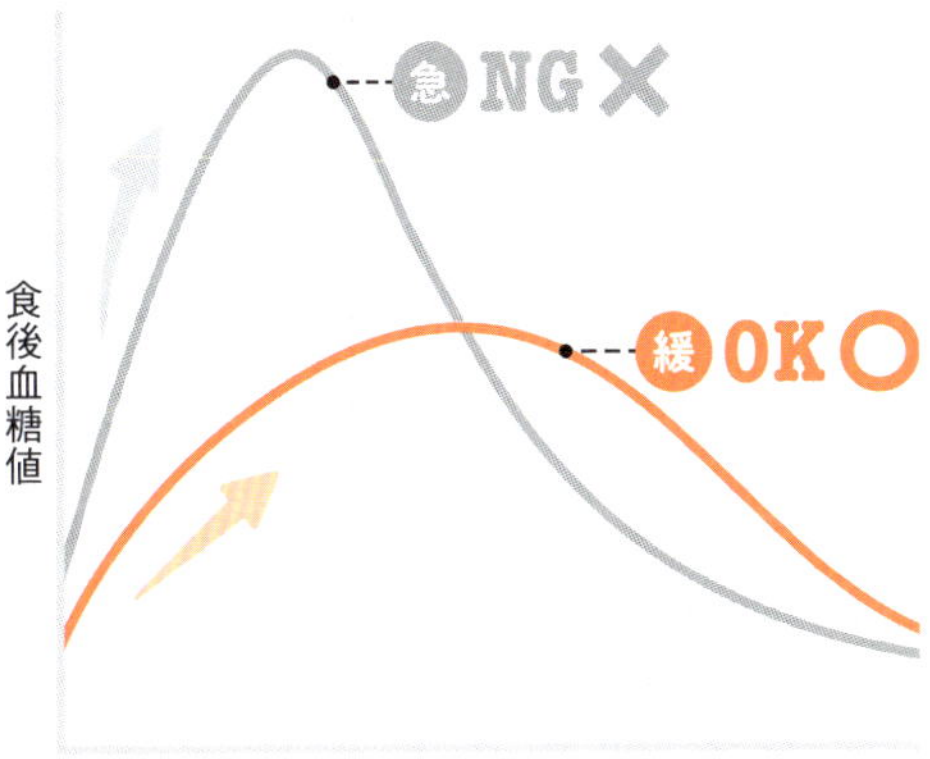

3-②

肪が増える要因となります。しかし、血糖値は人間にとって満腹センサーのようなもので、ある程度は上がらないと満腹を感じることができません。ですから、血糖値は緩やかに上げておく必要があるのです。

野菜や低糖質のローカーボ食品を摂っても全く満足できなかったという経験はありませんか？ それは満腹を感じる条件である「胃の拡張」と、「血糖値の上昇」が満たされていないから。これを逆手にとって、**食前のひと口をガマンせず、意図的に胃を拡張し、さらに血糖値を緩やかに上げるものを食べておく**ことも、PFCバランスを整えて摂取カロリーを自然と抑えるために、効果的なテクニックの1つなのです。

小腹対策に取り入れよう！
食前のひと口におすすめの食品

食事と食事の時間が空きすぎることも、血糖値の急上昇を招く要因です。残業などで夕食が遅くなりそうなとき、ちょっと食べて満足できる＆血糖値も緩やかに上げてくれる食品をチョイスしましょう。空腹をガマンしなくていいから、集中力もアップして、仕事も家事もはかどりますよ。

ひと口サイズのもち麦おにぎり

血糖値を緩やかに上げて
食事や間食の食べすぎをセーブ

つい食べすぎてしまう、食後1時間くらいでお腹が空くという人に特におすすめです。もち麦ご飯はGI値（食後血糖値の上昇度を示す指数）が圧倒的に低いので、食前に食べるとあらかじめ血糖値を緩やかに上げてくれる働きが。ある程度満腹スイッチが押された状態で食事を摂れば、食べすぎもセーブでき、食後の間食も自然と抑えられるように。

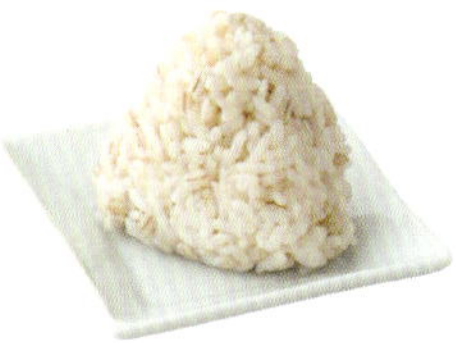

小麦ブラン（ふすま）のシリアル

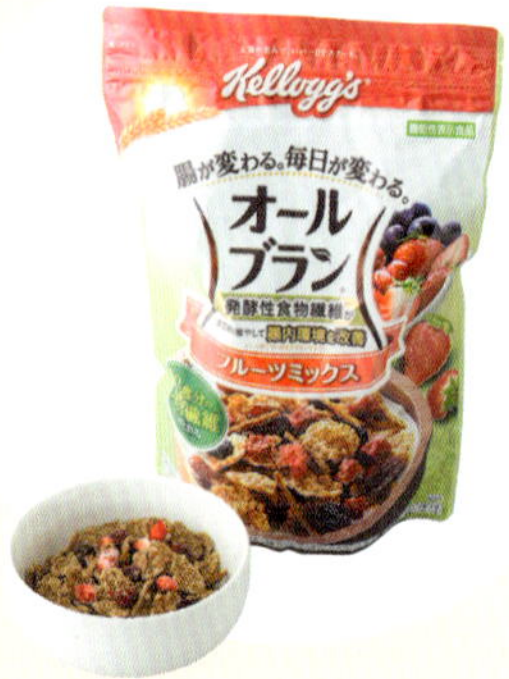

食物繊維もたっぷり！
＋牛乳でお腹も膨らむ

小麦ブランのシリアルもGI値が低く、もち麦おにぎり同様に、食事の食べすぎや食後の間食がやめられない！という人にぴったり。おにぎりより効果は強力です。食物繊維も豊富なので、満腹感が得やすく食べすぎを防げて、腸内環境も整います。牛乳をプラスすれば胃が拡張されて、さらに満足感アップ！

グレープフルーツ

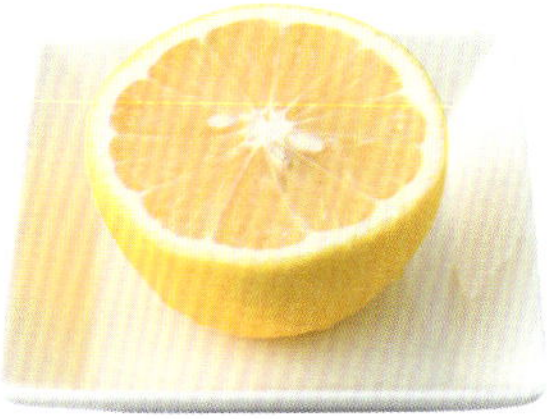

苦み成分ナリンギンが食欲を抑えて血流を促す

約90％が水分のグレープフルーツは、食前に摂ることで胃を拡張する作用があります。低カロリーで血糖値の上昇も緩やか。さらに、苦み成分のナリンギンには食欲を抑え、血流を改善する効果もあるため、脂肪燃焼力アップやむくみの改善も期待できます。食事の30分程前に、1/2個を目安に食べてみてください。

高たんぱく質ヨーグルト

効率よくたんぱく質が摂れて脳へ満腹信号を伝達

一般のヨーグルトの2〜3倍のたんぱく質が含まれていて、効率的にたんぱく質を摂取できます。血糖値の上昇も緩やかで、摂取して1時間程度で、胃から小腸にかけてアミノ酸まで分解、吸収されます。このとき小腸から分泌されるホルモンにより、満腹情報が脳に伝達されます。食事の1時間くらい前に摂っておくと、食べすぎを抑制する働きが。

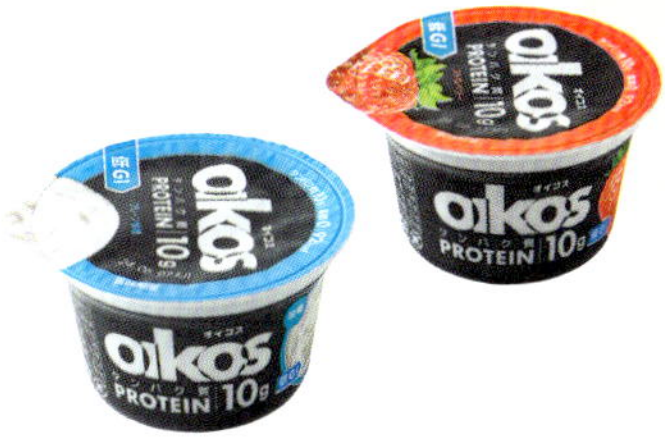

具だくさんの味噌汁、スープ

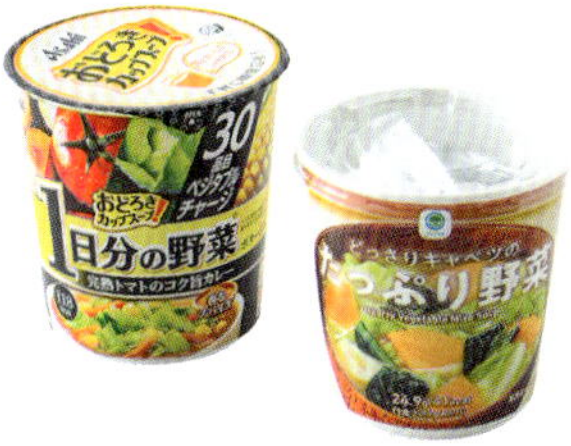

かつおだしのヒスチジンには胃のぜん動運動を促す働きが

汁物は胃の拡張効果が強力。野菜やきのこ、海藻、貝類など具だくさんの汁物を食前に摂ることで、不足しがちなビタミンやミネラルもカバーできます。さらに、味噌汁に使うかつおだしに含まれるヒスチジンという成分が、胃のぜん動運動を促進し、さらなる満腹感の向上をもたらすという京都大学の研究結果も発表されています。

ＰＦＣバランス＋食品のチョイスでラクにやせる

食材や調理法の選び方を意識するだけで、ＰＦＣバランスのいい食事になることを理解していただけたと思います。最も簡単にＰＦＣバランスをよくするには定食型がベストですが、毎日毎食必ず一汁三菜を作る必要はなく、定食型に少しずつ近づけたり、頻度を高めたりすることから始めてみてください。

体脂肪を落としたいのであれば、糖質制限やファスティングといった、食べないダイエットより、ＰＦＣバランスを整えることを優先しましょう。主食や主菜を抜くのも、ＰＦＣバランスを崩す原因になり、どんどんやせにくくなってしまいます。

戦略3で解説してきたように、基礎代謝を向上させ、体脂肪を落とすのに必要な体の機能を効率よく働かせるためには、三大栄養素以外の食物繊維やビタミン、ミネラルもバランスよく摂ることが重要です。

また、**やせ菌を増やす食材を意識的に摂って腸内環境を整える、空腹をガマンせず、血糖値をうまくコントロールするといった知識を持っておくだけで、よりラクにやせ**

体質に変われるのです。

講座生の中村さん（64歳）は、ダイエット器具やサプリなどを買って少し試しては、また次のものを買って試してみるも、結局どれひとつ効果がなかったそうです。話題のファスティングでもうまくいかないと悩んでいたところ、僕の体脂肪特化ダイエット講座に参加して、1年で体重マイナス22kg、体脂肪率もマイナス20％を達成しました。LLだった服も、今ではSサイズまで落とすことに成功しています。

彼女が結果を出せた最大のポイントは、PFCバランスやビタミン、ミネラルの整った食事に切り替えた点です。

今までは摂取カロリーもPFCバランスもどうなっているわからない状態で、もともと普段の食事で脂質がオーバーしているにもかかわらず、「ナッツが健康にいい！」と聞いては食べるなど、より脂質過剰になっていました。

そこで、まずは定食型に近づけ、定食型の頻度を高くすることで食欲が安定。食べたくてもガマンするといった必要がなくなった結果、これだけの成果を得ることができたのです。

とはいえ、甘いスイーツなどのおやつも、ときには欲しくなりますよね？

戦略4では、間食のコントロール方法について、解説していきましょう。

戦略3 まとめ

PFCバランスのいい 定食型の食事で、 アンダーカロリーが 安定して作れる

1. PFCバランスが悪いと、食欲が乱れて、基礎代謝も落ちてしまう。

2. 主食、主菜、副菜、汁物から構成される定食型の頻度を高めると自然とPFCバランスが整う。

3. やせ菌が少ないと、代謝がスムーズに行われず、体脂肪が落ちにくくなる。

4. 食前に、胃を拡張し血糖値を緩やかに上げるものを取り入れて、満足感をアップ。

戦略4

間食をコントロールする

Strategy 4

おやつがやめられないのは、脳の問題

摂取カロリーの管理とPFCバランスの重要性はわかったけれど、「私は意志が弱いから、間食がやめられない。やっぱり難しそう……」と感じている方もいるかもしれません。でも大丈夫です！　**私たちの食欲は意志ではなく脳がコントロールしているので、意志の力ではどうにもできなくて当たり前。間食がやめられなくても自分を責める必要は全くありません。**戦略4で学んでほしいのは、食欲の2つのタイプを知って、そのタイプに合った対策をとっていくことです。

タイプ1　食事を摂っても物足りない「恒常性の食欲」

食事を摂っても物足りなさを感じ、つい冷蔵庫のものに手を伸ばしてしまう。その正体が恒常性の食欲です。この食欲は、食事から得られる満腹信号や空腹信号が脳に伝達されることでコントロールされています。具体的には、胃からは空腹ホルモンのグレリン、血液からはグルコース、インスリン、脂肪酸、腸からはCCKやGLP-1、

恒常性の食欲のメカニズム

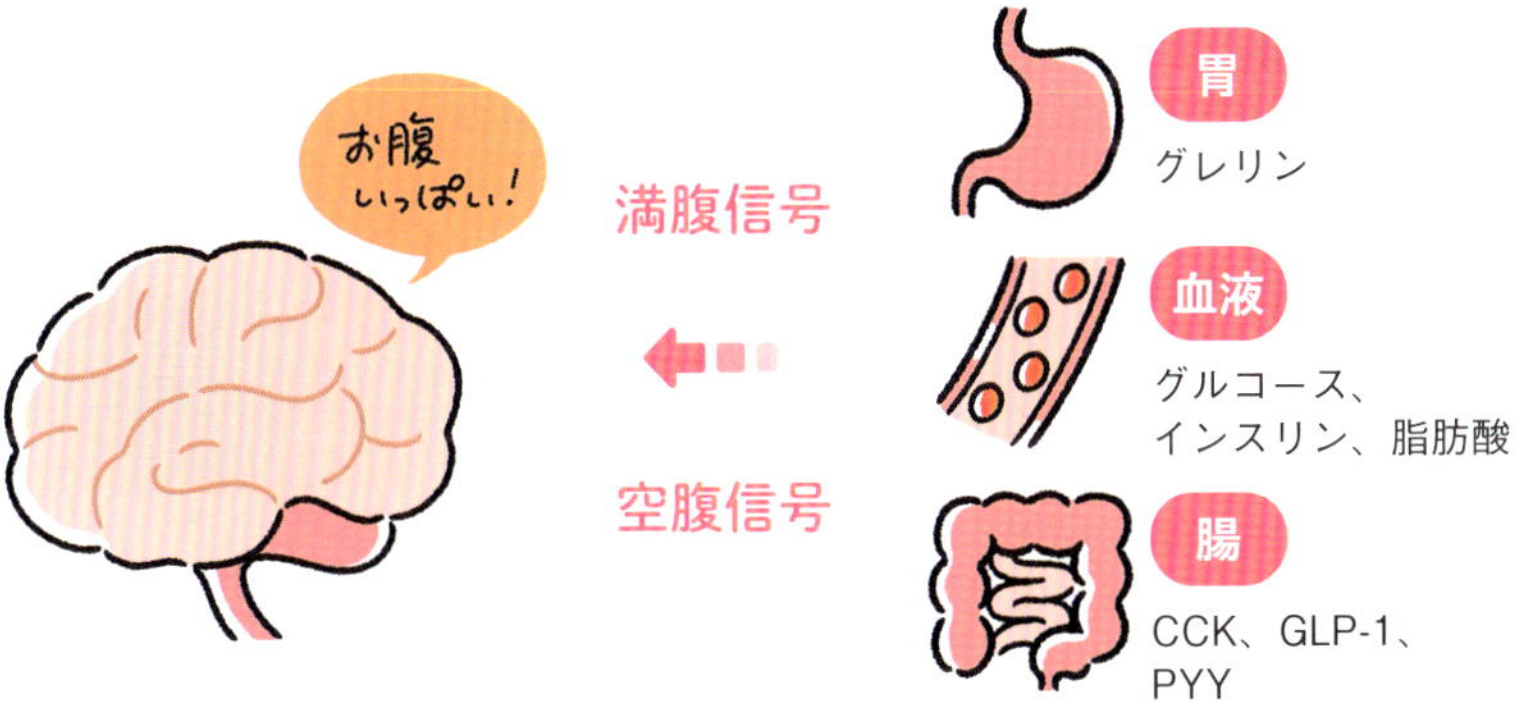

PYYなどが分泌され、脳に満腹信号、あるいは空腹信号として伝達されています。

例えばたんぱく質を摂ることで胃、血液、腸の脂肪細胞以外の全てから満腹ホルモンの分泌が促進されます。これにより私たちは、満腹を感じることができるのです。具体例を挙げると、同じカロリーのポテトチップス1袋とステーキの場合、ステーキを食べたほうが圧倒的にお腹いっぱいになりますよね？ ポテトチップスにはたんぱく質がほぼ含まれていないのに対して、ステーキには豊富に含まれていて、脳に満腹信号をたくさん伝達してくれるからです。

糖質やビタミン、ミネラル、食物繊維、水分を豊富に含む食べ物も、恒常性の食欲を自然と抑える役割があります。まずは定食型の頻度を増やすことから始めましょう。

嗜好性の食欲のメカニズム

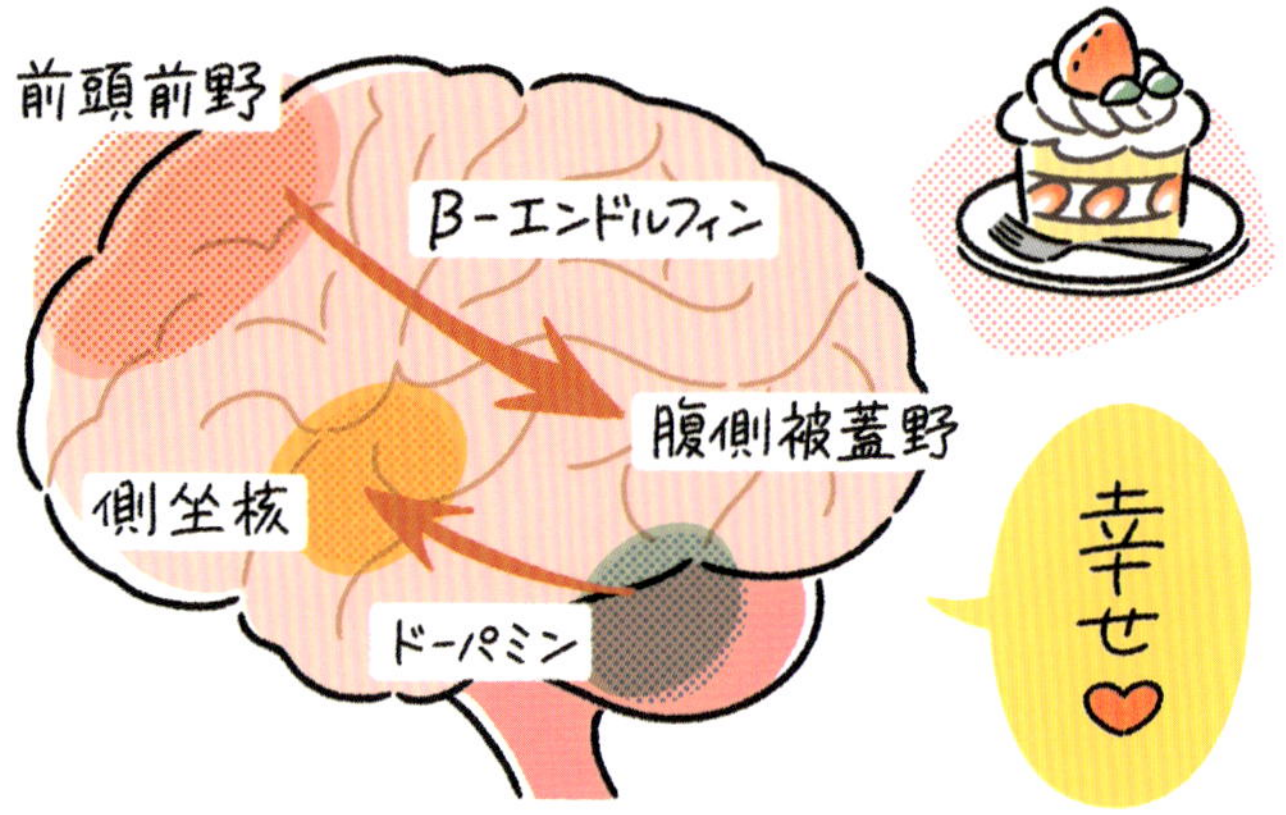

タイプ 2

見ると食べたくなる「嗜好性の食欲」

「物足りないわけじゃなくて、お腹もそこまで空いてないのに、なんとなく甘いものが食べたくなっちゃう……」というタイプの方もいると思います。この正体は、嗜好性の食欲です。

そのメカニズムを簡単に解説します。デザートなど美味しいものを食べると、脳の前頭前野からβ-エンドルフィンという神経伝達物質が分泌され、腹側被蓋野《ふくそくひがいや》という部位に作用します。これがきっかけとなって、ドーパミンが側坐核に分泌されると、幸福を感じて「もっと食べて幸福感を得たい！」と考えるようになるのです。ここでは「ダイエットをしたい！」という意志とは無関係に、食欲が増進します。

例えばバイキングでお腹いっぱいなのに、スイーツを見ると「食べたい！」となりますよね？　これは、視覚によって嗜好性の食欲が刺激されているからです。そのため嗜好性の食欲に該当する方は、次のような対策をとることが重要です。

◆お菓子をストックしない
◆どうしても食べたいときだけ、一度に食べ切れる分のみを買う
◆SNSなどから、お菓子の最新情報が入らないようにする
◆甘いものが欲しいときは、フルーツから摂取する

などが本質的な対策になります。ただし、お菓子などの嗜好品は完全に0にする必要はありません。家族や大切な人とのお祝い事、特別なイベントのときなどは、楽しむことを最優先にしていきましょう！

間食を0にしなくても、1週間や1か月の平均でアンダーカロリーを作れていれば、問題なく体脂肪は落とせます。

まずは、食欲のタイプを学んで、自分のタイプに合った対策がとれれば、自然と間食を減らせます。繰り返しますが、食欲をコントロールしているのは脳ですから、あなたの意志の弱さとは無関係です。ここで自信をなくす必要は、全くありません。

甘いもの欲が止まらない原因は、2つのエラー

間食がやめられないのは、脳の問題ですが、とくに甘いものがやめられないのはなぜでしょうか？　そのメカニズムについて、確認していきます。糖分が私たちの体の中に入ると、どんなことが起こるのでしょう。

甘いものは胃の中で分解されて、糖分（ブドウ糖）として血液中に入ります。これにより血糖値が上がりますが、この糖分は血液中を漂うだけではエネルギーとして使えないので、インスリンによって脳や筋肉に運ばれます。運び込まれた糖分は細胞の中に取り込まれ、ＡＴＰというエネルギーに変換されて、歩くという動作や「今日の夕飯どうしようかな？」といった思考ができるようになるのです。

しかし、例えば**インスリンが糖分をうまく筋肉や脳の細胞に運んでくれなかったり、糖分が細胞の中でエネルギーに変換されなかったりすると、脳は「エネルギー不足だからもっと糖分を摂れ！」と強烈な命令を出します。こうなると、いくらあなたがガマンしたところで、必ず甘いものを摂ってしまうのです。**そこで、甘いもの欲が止まらない原因を2つのエラーに分類し、それぞれの対策についても解説していきます。

甘いものを食べると体の中でどんなことが起こる？

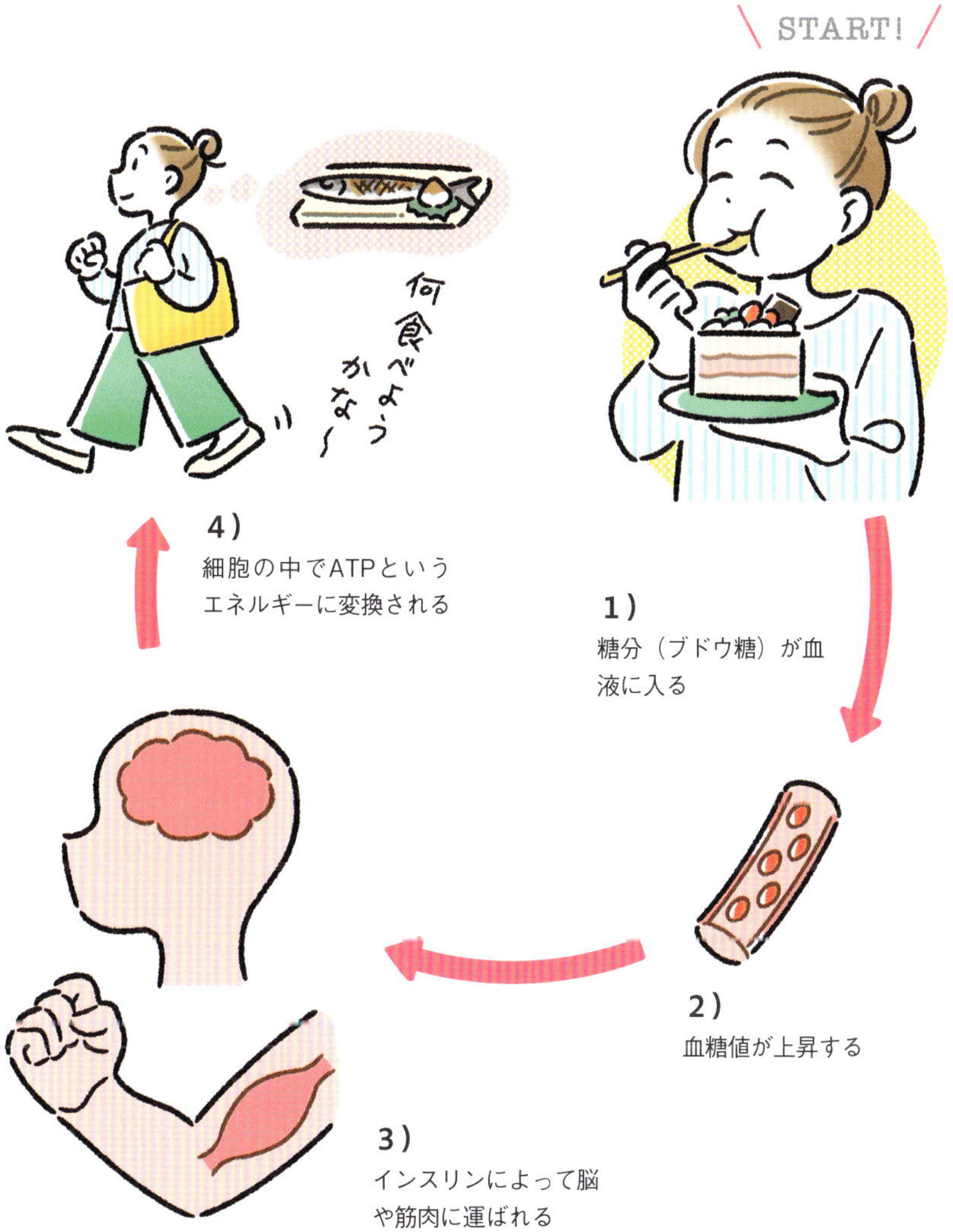
START!
何食べようかな〜
1）
糖分（ブドウ糖）が血液に入る
2）
血糖値が上昇する
3）
インスリンによって脳や筋肉に運ばれる
4）
細胞の中でATPというエネルギーに変換される

エラー 1

糖のエネルギー変換がうまくいかない

まず1つ目のエラーは、細胞の中で行われるエネルギー変換のところで起きています。これは次のような方に該当します。

◆生理が来ると甘いもの欲が止まらなくなる
◆爪がもろい
◆よく頭が痛くなる
◆朝スッキリと起きられない
◆甘いものを食べても、またすぐに欲しくなる

このエラーをもっと詳しく解説します。糖分が細胞の中に取り込まれると、エネルギーに変換する反応が進行します。細胞の中に、糖分をエネルギーに変える工場があるとイメージしてください。まず糖分が細胞の中に入ると、小さな工場でエネルギーが2個作られます。そしてさらに細胞の中に存在するミトコンドリアという大きな工場の中に入り、36個のエネルギーに変換されます。つまり糖分1個から合計38個のエネルギーが作り出されるということです。しかし、**この大きな工場を稼働させるため**

糖をエネルギーに変える流れ

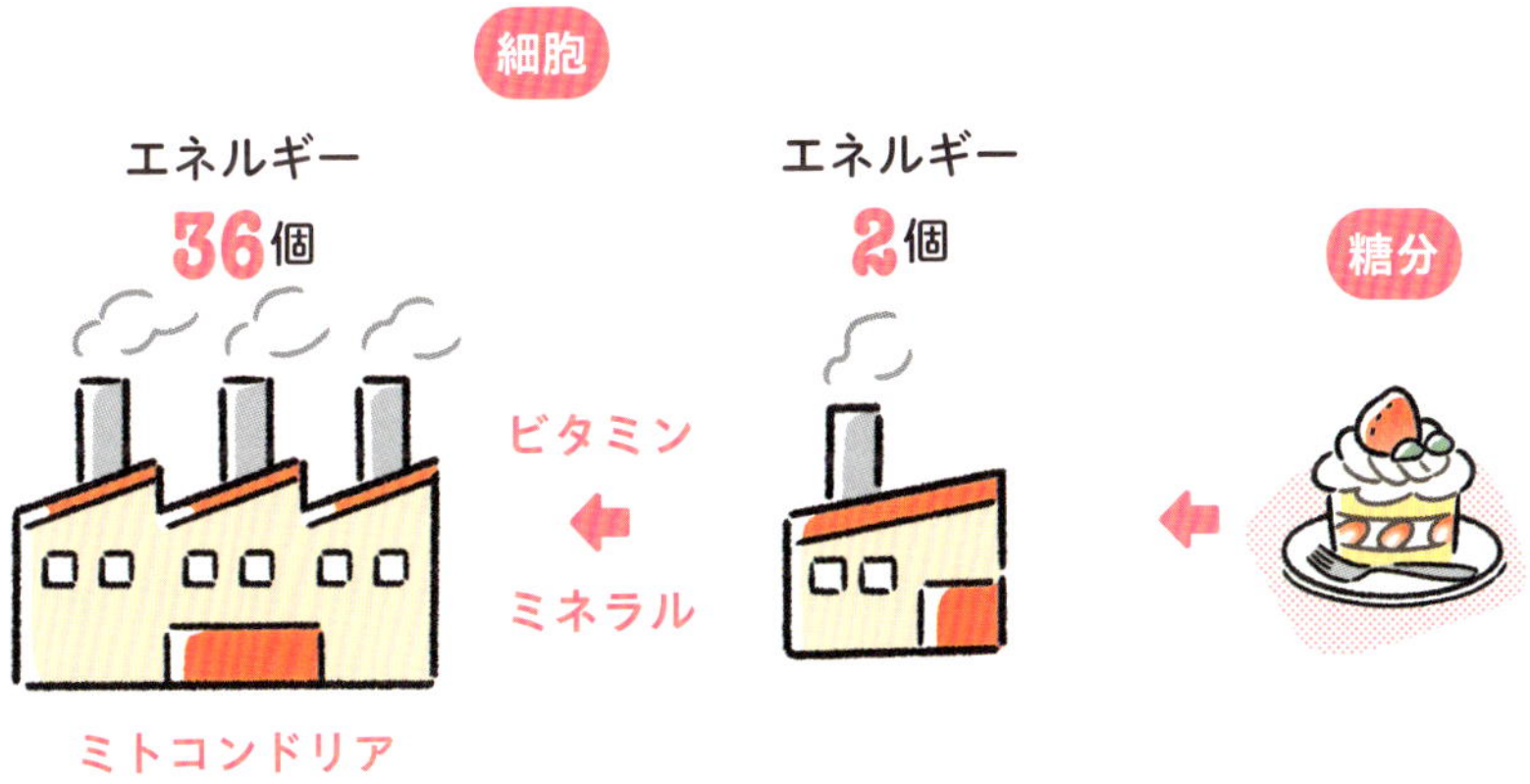

には、ビタミンBや鉄などのミネラルの助けが必須ですが、これが不足したり、そもそも工場であるミトコンドリアの数が少なかったりすると、糖分1個からたった2個しかエネルギーが作り出せないことに。これではいくら甘いものを摂っても、脳が「足りないからもっと糖分を摂って！」と、命令を出すのも理解できますよね。女性の場合、生理で鉄分が大量に失われますから、生理が来ると甘いものが止まらなくなるのです。

対策は、「ビタミンやミネラル全般を適正量摂る」、「ウォーキング」の2つです。具体的には、副菜を必ず取り入れ、主食をもち麦ご飯や玄米、サツマイモに変更、フルーツをセットで摂ることから始めましょう。ウォーキングはミトコンドリアの数を増やすのに役立ちます。

エラー 2　血糖値が急激に上昇している

2つ目は、インスリンによって糖分が脳や筋肉に運び込まれる過程で発生するエラーです。これは次のような方に該当します。

- 食後は必ずデザートが欲しくなる
- 朝食を食べないことが多い
- 食後は眠くなる

本来は血糖値が上がると、糖分はインスリンによって脳や筋肉に運び込まれます。

しかし、**血糖値が急激に上昇して、インスリンが過剰に分泌されると、脳や筋肉だけではなく体脂肪にも糖分を運んでしまいます。脳や筋肉に糖分が行き渡らなくなるため、得られるエネルギーが少なくなります。こうなると脳は「エネルギー不足！」と判断するので、甘いものを摂ってもすぐにまた甘いものが欲しくなってしまうのです。**

「自分でもびっくりするくらい甘いものを摂ってしまった」という経験があるなら、それはあなたの意志の問題ではなく、このような血糖値の問題が隠れていたのです。

対策は、**「食事の間隔を4〜7時間にする」**、**「GI値の低い食品を中心に摂る」**の

脳がエネルギー不足と判断するワケ

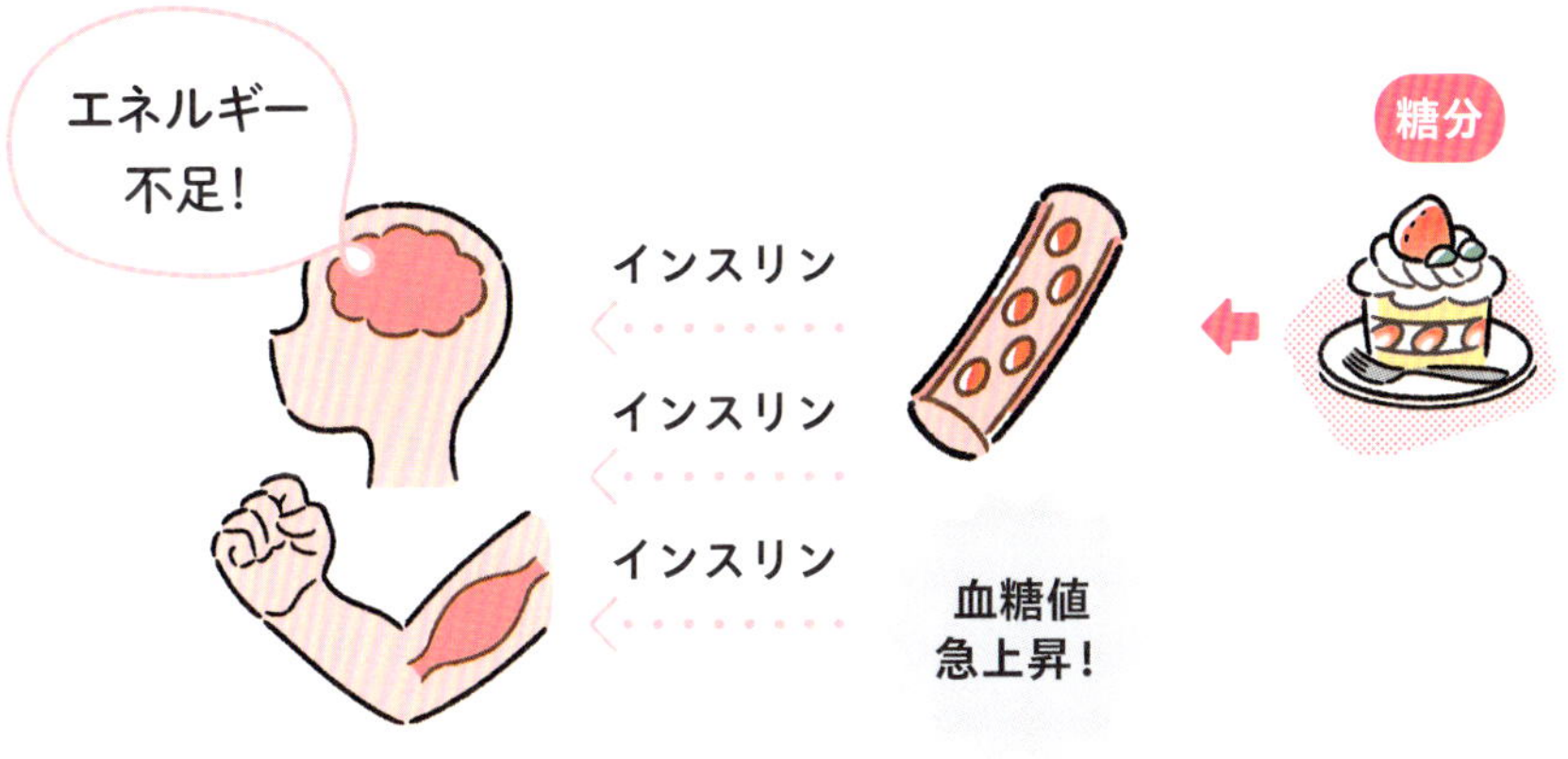

2つです。

人間の体は食事間隔が長く空くほど、糖分をより体に取り込もうとする性質があります。空腹時間が長いと血糖値が急激に上がってしまうので、食事の間隔が4〜7時間になるようにしましょう。残業などで遅くなる場合は、ひと口サイズのおにぎりや高たんぱくヨーグルトなどを、軽く食べておくのも有効です。

さらに、血糖値の上がりにくいGI値の低い食品を、積極的に採用しましょう。主食はもち麦ご飯や玄米、全粒粉パン、そばなど。キウイ、いちご、リンゴなどのフルーツも、血糖値が上がりにくいのでおすすめです。朝を抜きがちな場合、ビタミンやミネラルが豊富なシリアルだけでもOK。フルーツと高たんぱくヨーグルトを加えれば、よりバランスがよくなります。

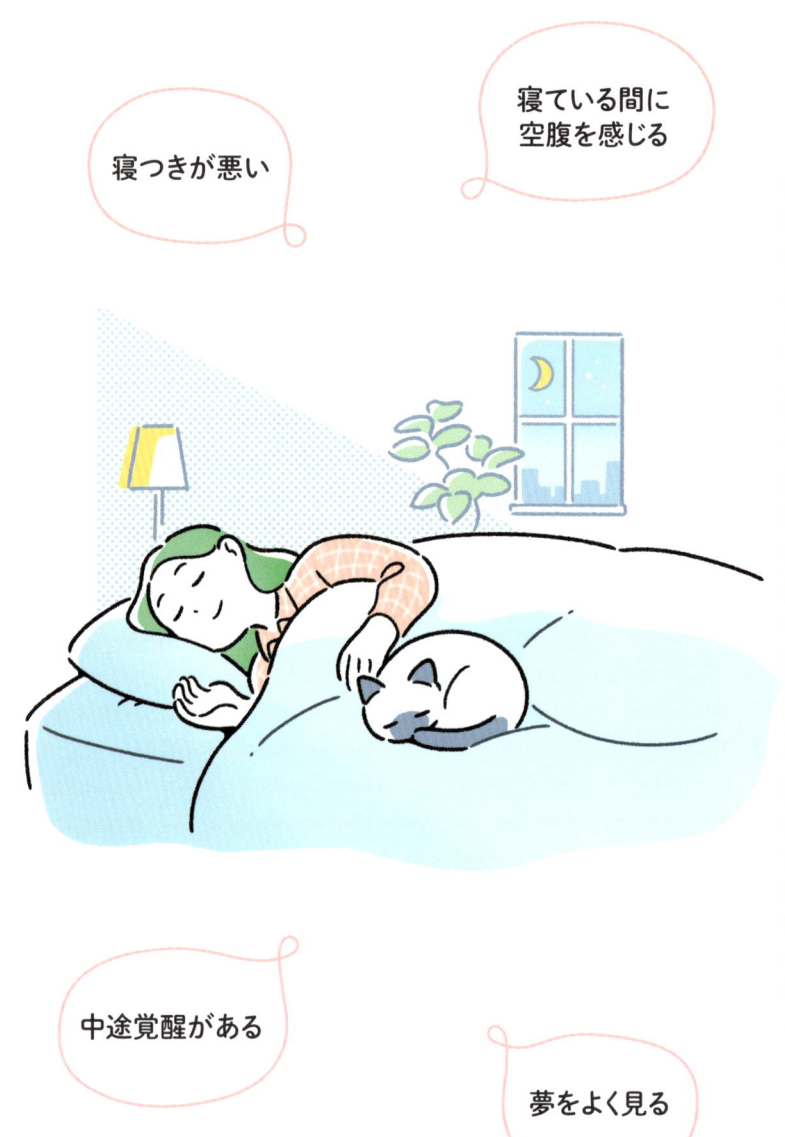

寝る前の空腹は、ガマンしなくてOK!

寝ている間に
空腹を感じる

寝つきが悪い

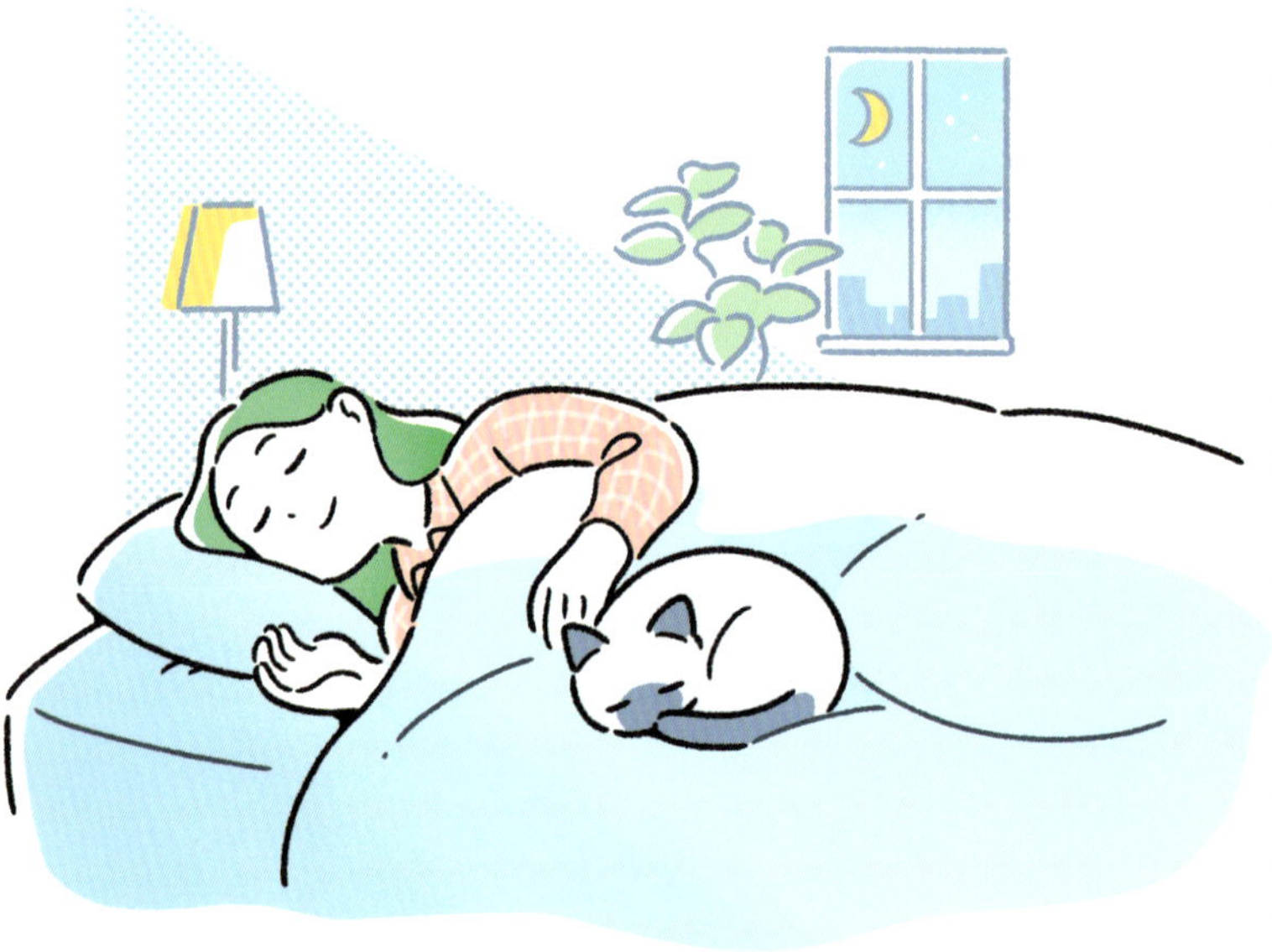

中途覚醒がある

夢をよく見る

ところで、「寝る前に食べると絶対に太る！」と思い込んではいませんか？　実は**空腹をガマンすることで睡眠の質が低下するほうが、体脂肪を落とす上でのデメリットは圧倒的に多いんです。**

睡眠中は体脂肪を落とすためのゴールデンタイム。睡眠と自律神経、体脂肪を落とすメカニズムは密接に関係しています。特に自律神経のパワーがどんどん低下していく40代以降の女性の場合、睡眠の質を上げることは、体脂肪を落とす上で超重要です。「就寝時の空腹感が気になる」「寝つきが悪い」「中途覚醒があって、朝スッキリ起きられない」「夢を見る頻度が高い」という方こそ、やせ体質を手にいれるチャンス。寝る前に食べてもいい、むしろ食べると体脂肪が落ちやすくなる食べ物を知っておけば、罪悪感も空腹感もなく眠りにつけますよね。

睡眠の質が悪いと体脂肪が落ちなくなる原因は、次の3つです。

◆睡眠時の消費カロリーが低下する
◆翌日の食欲が増進する
◆脂肪分解効率が悪くなる

どれだけ食事や運動をがんばっても体脂肪が落ちない、見た目が変わらない、という悪循環に陥らないために、それぞれの原因と対策について押さえておきましょう。

原因 1

睡眠時の消費カロリーが低下する

人間は、寝ている間でもたくさんのエネルギーを消費しています。ハーバード大学医学部の研究によると、1時間あたり40〜55kcalも消費されていることが明らかになっています。

例えば**7時間の睡眠をとった場合、ざっくり300〜400kcal分のエネルギーが消費されていることになります。これはジョギング1時間分に相当しますので、かなりのインパクトがありますよね。**

睡眠時も脳は、心と体の健康を守るために感情の整理や免疫機能の増加、記憶の固定などとても忙しく働いていて、たくさんのエネルギーを必要としているのです。

そのため**睡眠の質が悪いと、寝ている間の消費カロリーが低下し、1日の消費カロリー自体も少なくなります。体脂肪を落とす原動力であるアンダーカロリーの状態が、極めて作りにくくなるので、体脂肪も落ちにくくなりますよね。**

まずは30分でもいいので、睡眠時間を増やしてみることからスタートしてみてください。並行して、睡眠の質を改善するのも大切です。

寝る前のスマホをやめる、日中は意識して太陽光を浴びておく、寝る90分前までには入浴を済ませる、起床就寝サイクルや朝昼晩の食事時間を一定にする、夕食で糖質を抜かない、カフェインを摂るのは寝る6時間前までにする、などが有効です。

もちろん全てを完璧にしなくても大丈夫です。できることから実践し、まずはしっかり睡眠時間を確保するようにしてみましょう。

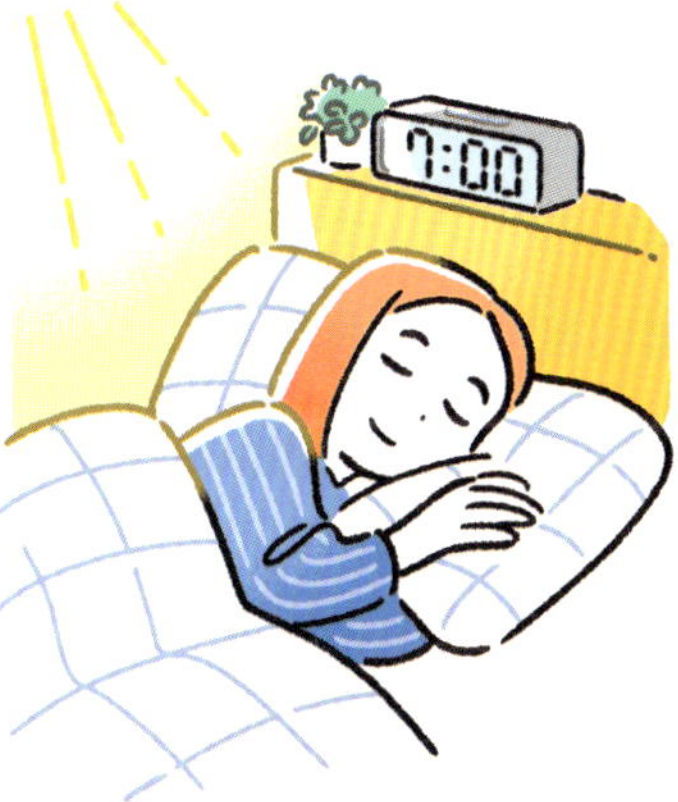

〈7時間の睡眠〉

＝

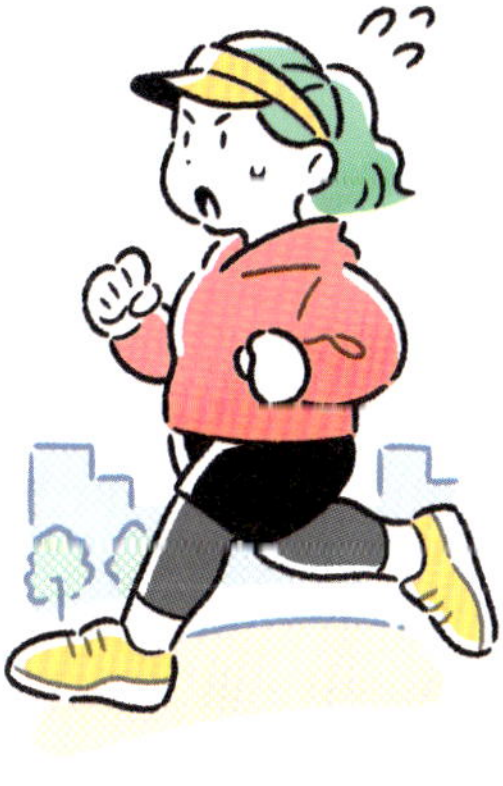

〈ジョギング1時間相当〉

原因 2

翌日の食欲が増進する

睡眠中は、成長ホルモンやメラトニンなど体脂肪を分解する役割を担うホルモンがたくさん分泌されています。そのため睡眠時間が短く、睡眠の質が悪いと、食事量や食事内容がいくら適切であっても、体脂肪が落ちにくくなってしまいます。

スタンフォード大学の研究によると、睡眠の質が悪いと食欲を抑えるレプチンというホルモンが減り、反対に食欲を増進させるグレリンというホルモンがたくさん分泌されることが明らかになっています。

ペンシルベニア大学の研究でも、睡眠の質が悪いと高カロリー、高脂肪の食べ物を選ぶことが多くなり、コロンビア大学の研究では、ジャンクフードに対して脳が活発な反応を示すことが検証されています。

でも、これがどれだけあなたのダイエットに影響するのか、まだちょっとわかりにくいですよね？

例えば睡眠の質がいいAさんは、睡眠の質が悪いBさんと比較して寝ている間の消費カロリーが120kcal高くなっています。さらに食欲が安定しているため、ム

体脂肪の落ちるペースに差が出る！

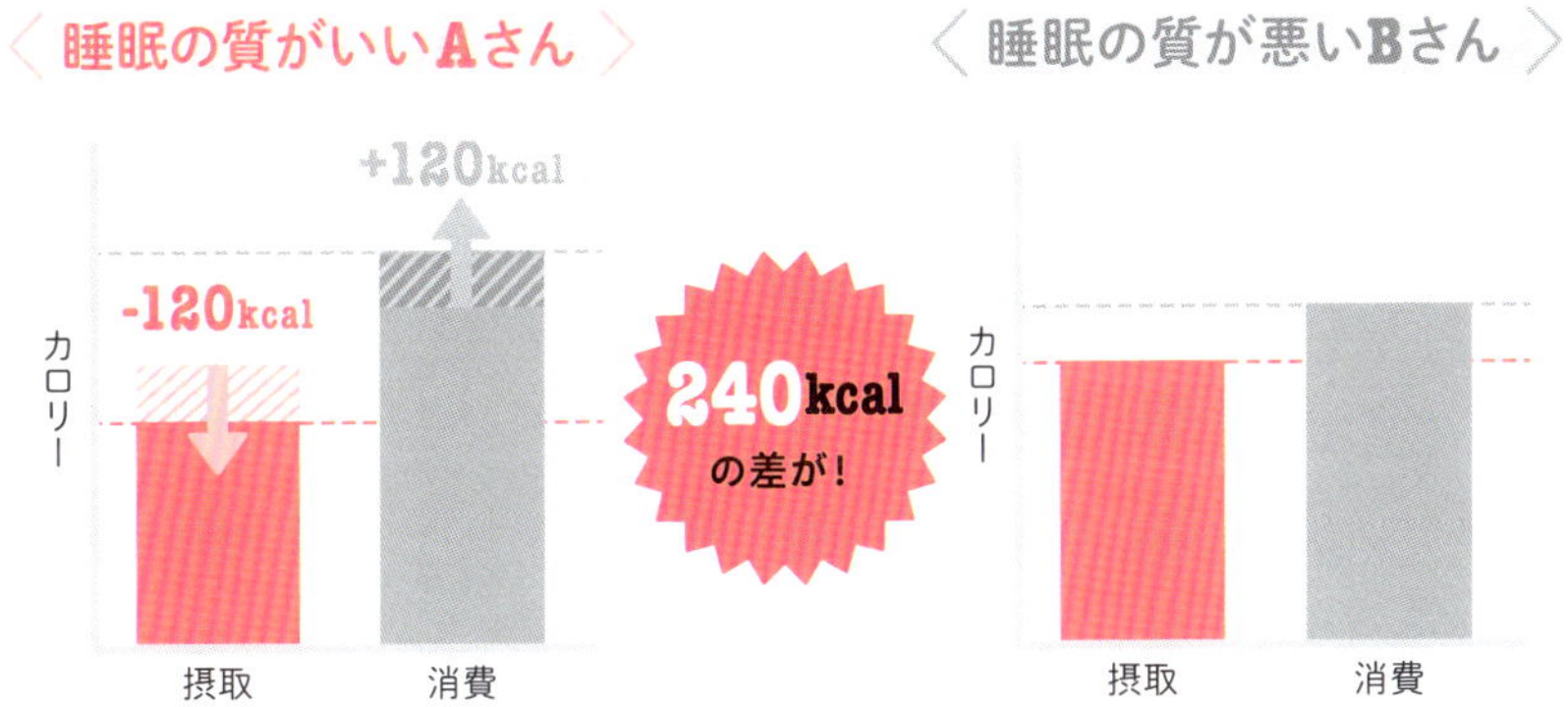

4-① 4-②

ダな間食が少なく、食欲が増しがちなBさんと比べて、1日の摂取カロリーも120kcalほど低くなっています（4-①、②）。

このときAさん、Bさんの摂取カロリーと消費カロリーの差は240kcalで、これは体脂肪30gくらいに相当します。

これだけ聞くと大した差ではないように感じてしまいますが、これまで何度も説明してきたように、この状態が1か月続くと体脂肪1kgの差、さらに3か月続くと体脂肪3kgの差になります。体脂肪3kgの大きさを、思い出してみてください。睡眠の質が悪いだけで、これほどダイエットの足を引っ張ってしまうのです。

ムダな食欲を抑えるためにも、睡眠の質を上げることは、とても大切だとわかりますね。

原因 3

脂肪分解効率が悪くなる

睡眠の質が悪いことで体脂肪が減りにくくなる原因の３つ目は、脂肪分解効率が低下するというものです。

なぜなら、**睡眠の質が悪いと、自律神経のバランスが乱れるからです。脂肪分解には、例えばアドレナリンというホルモンの分泌が必要ですが、自律神経が乱れているとアドレナリンが分泌されにくくなります。このため脂肪分解が進みにくくなるのです。**他にも、先ほど紹介した成長ホルモンやメラトニンなどのホルモン、リパーゼという酵素などが体脂肪の分解に強く関与していますが、自律神経が乱れると分泌されにくくなります。

40代以降の女性は、自律神経を整えるパワーが20代女性の3分の1以下まで低下しているため、睡眠の質を上げることをより意識しないと、極めて体脂肪が落ちにくい体質になってしまうといえるのです。

具体的な改善法は、89ページでも紹介しました。さらに、94ページから、寝る前の空腹時に食べると、体脂肪が落ちやすくなる食べ物を4つ紹介していきます。

自律神経のバランスが乱れる

↓

ホルモンや酵素などが分泌されにくくなる！

アドレナリン

リパーゼ

成長ホルモン

メラトニン

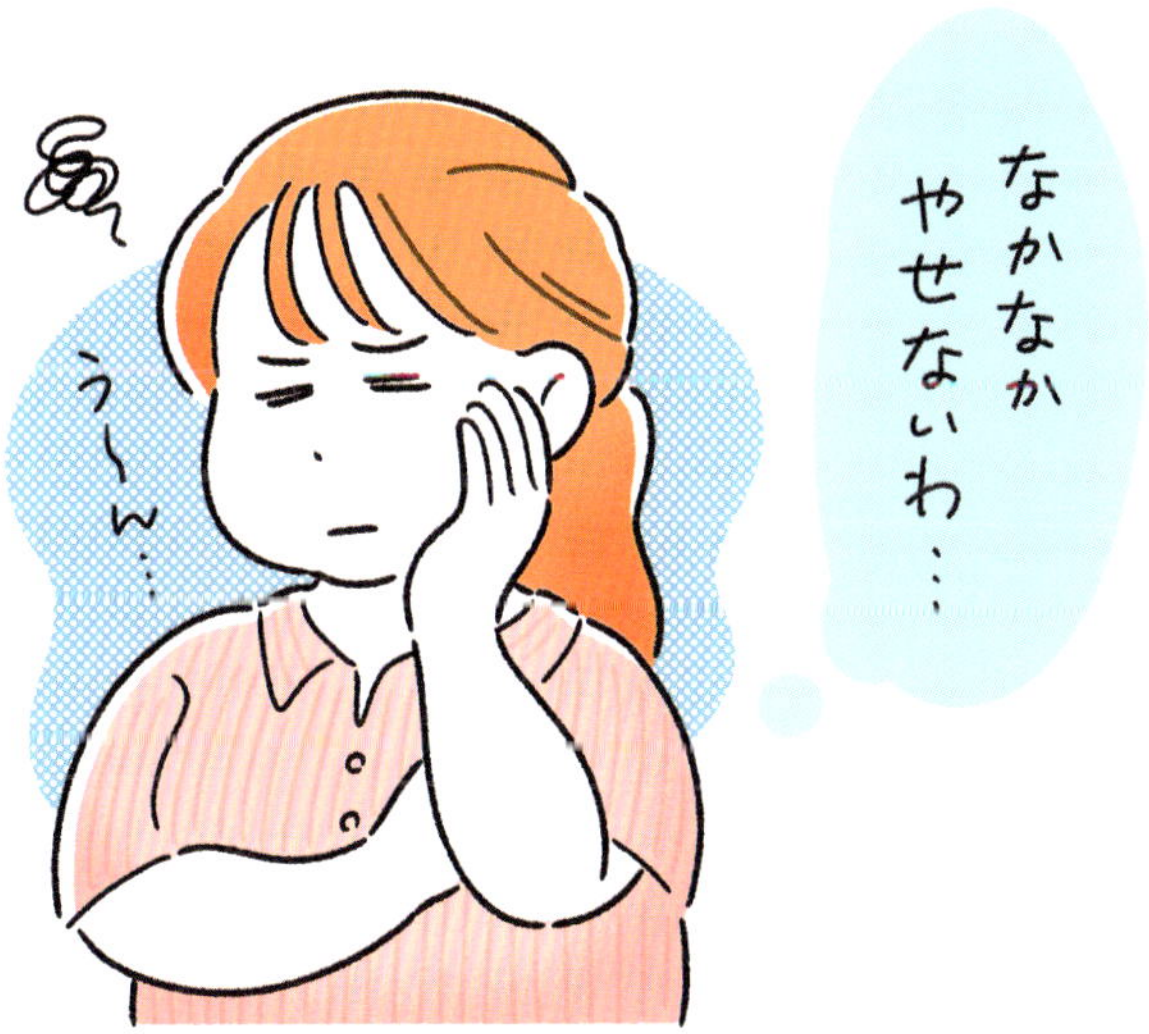

睡眠の質を高める食べ物 1

ハチミツ

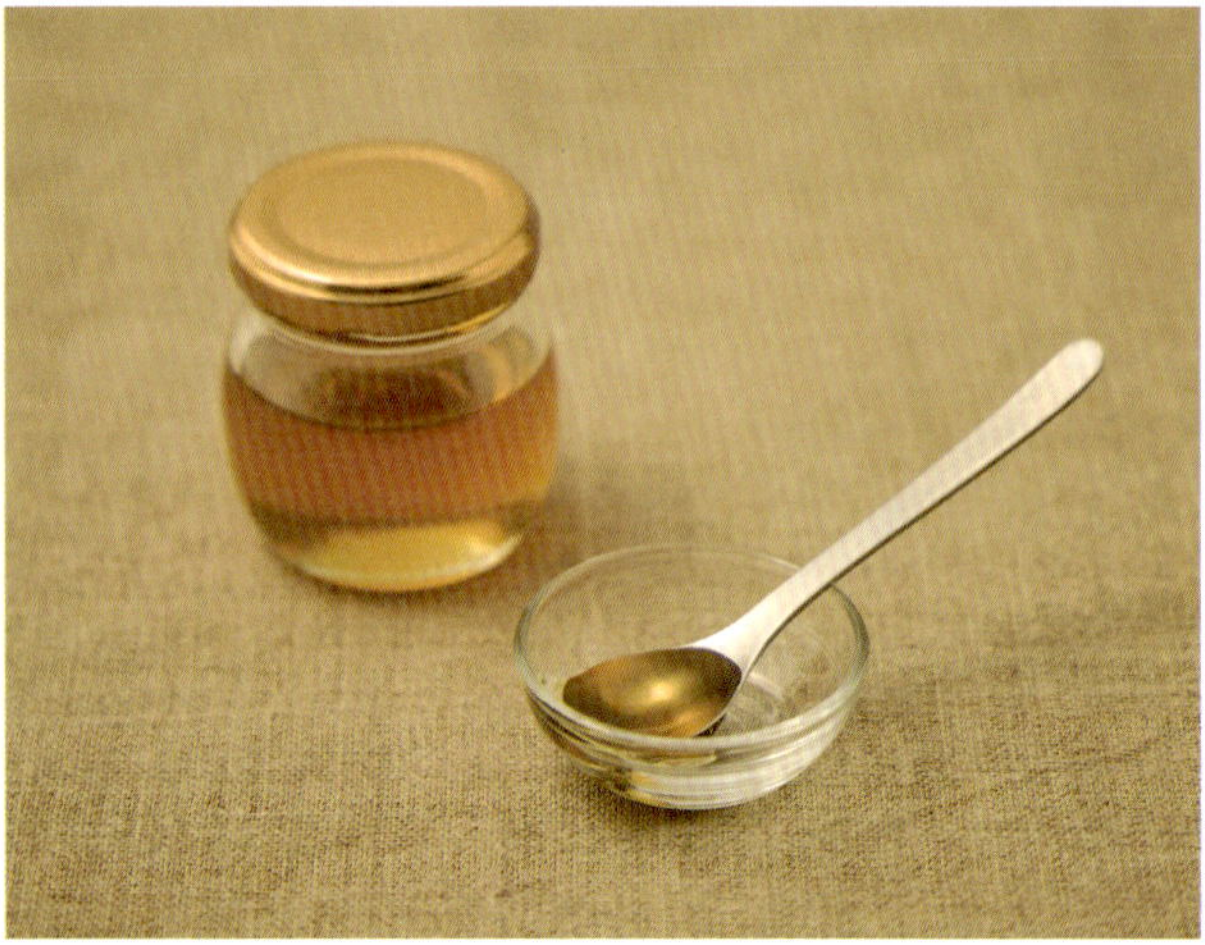

寝ている間の血糖値を安定させてくれる

中途覚醒や、夢をよく見る、歯ぎしりをする、いびきをかくなどは、寝ている間の血糖値が低くなる「夜間低血糖」の可能性があります。

ハチミツには素早く血糖値を上げてくれるブドウ糖と、緩やかに血糖値を上げてくれる果糖がバランスよく入っているため、**寝る前に食べることで寝ている間の血糖値を安定させ、夜間低血糖を防ぐ効果が期待できます。**

さらには、体脂肪を分解する役割も持つ成長ホルモンの分泌も促進してくれるのです。

糖質の多いハチミツですが、大さじ1杯程度までと量を守れば、寝る前に摂っても大丈夫。翌朝の食欲をコントロールしやすくなりますよ。

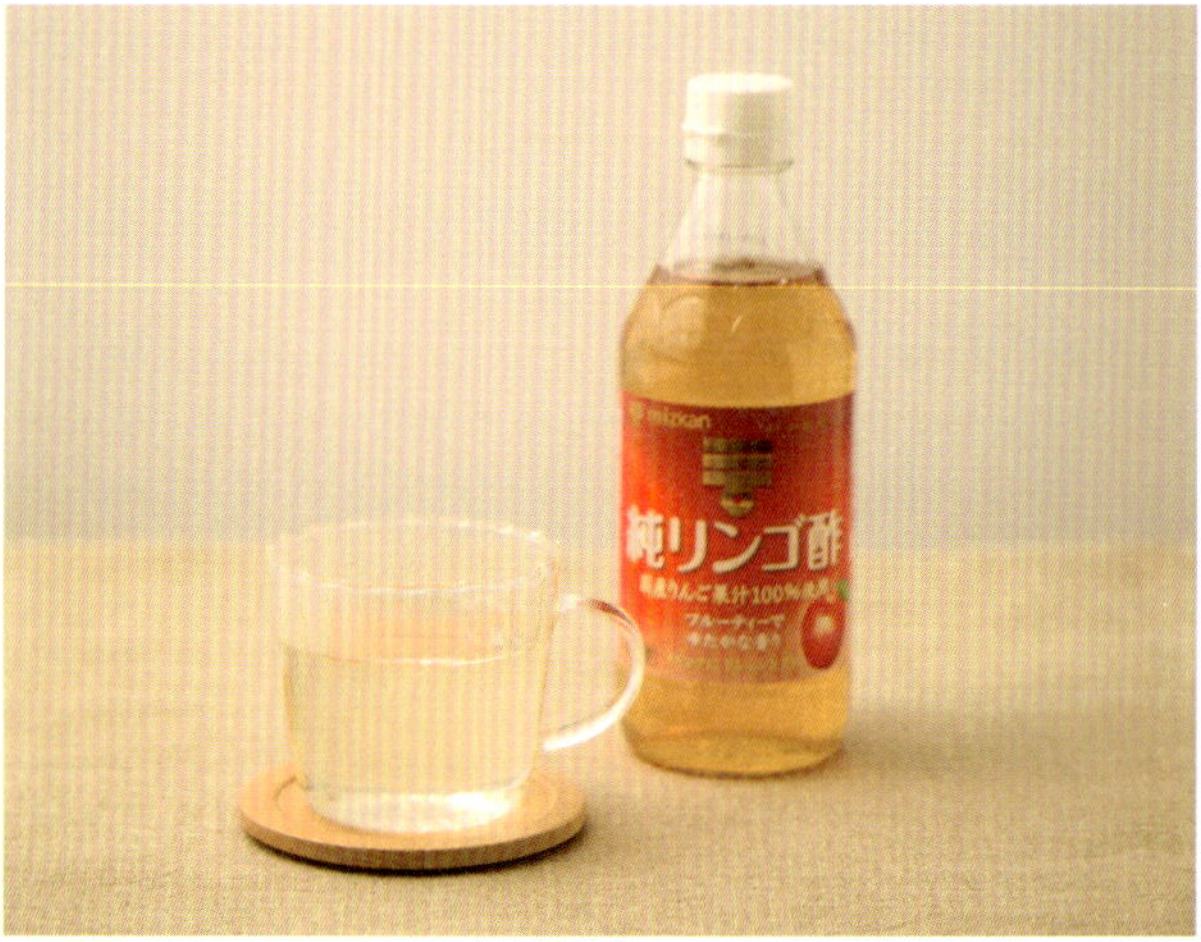

睡眠の質を
高める食べ物
2

ホットリンゴ酢

血中の中性脂肪が減り代謝アップ効果も

リンゴ酢にも血糖値を安定させて、睡眠の質を向上させる効果があります。

さらに**リンゴ酢に含まれるお酢には、血中の中性脂肪を減らしたり、代謝を向上させて脂肪分解を促進したりする働きもあるのです。**ミツカンの研究でも、お酢を1日15㎖摂ることで、血中の中性脂肪の数値が、摂らない場合と比べて5倍も減少したことが明らかになっています。

白湯200㎖に対して、大さじ1のリンゴ酢を混ぜ合わせて飲むのがおすすめ。トイレが近くなる場合は、飲む量を調節しましょう。飲むタイミングは、血糖値の安定化効果を考慮すると、夕食後～寝る1時間前くらいがいいですね。

睡眠の質を高める食べ物
3

ヨーグルト

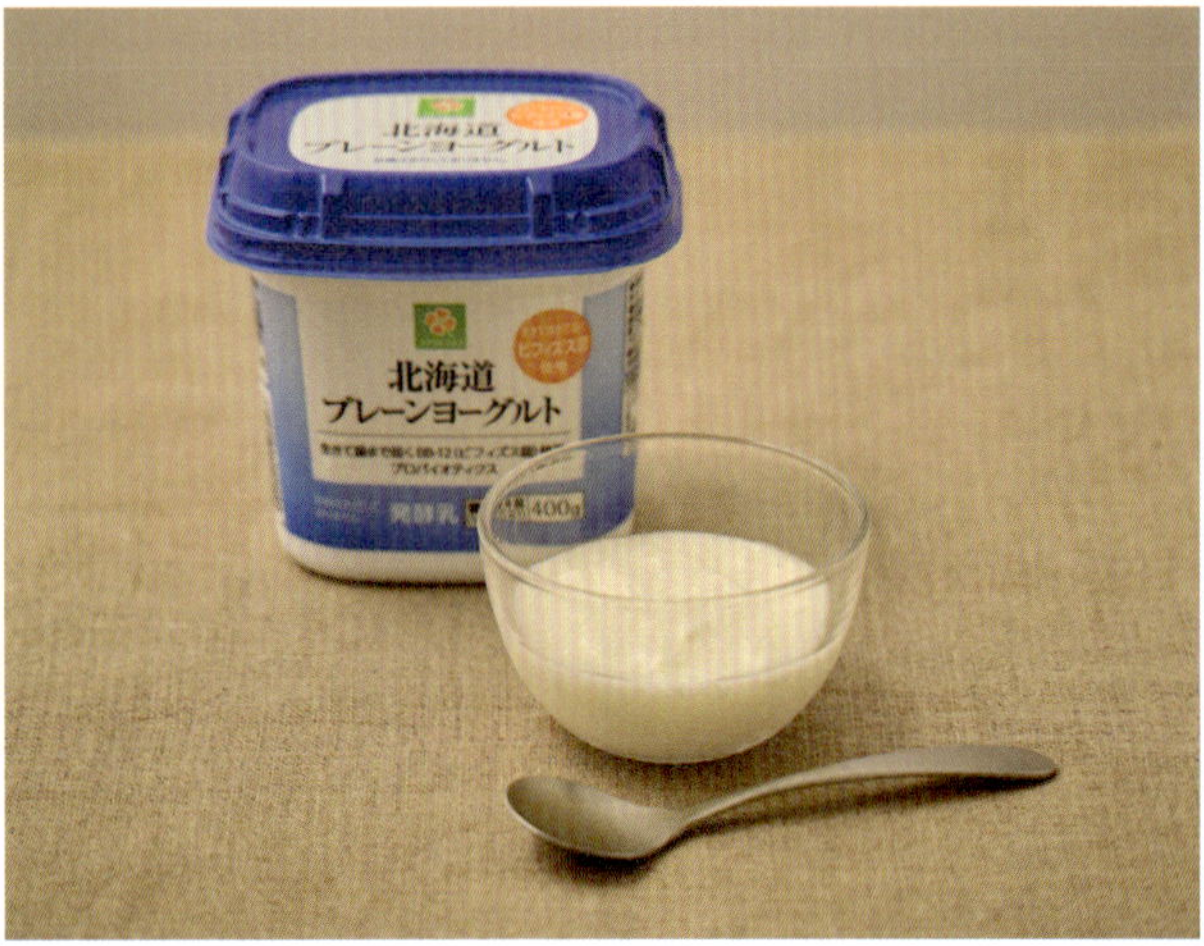

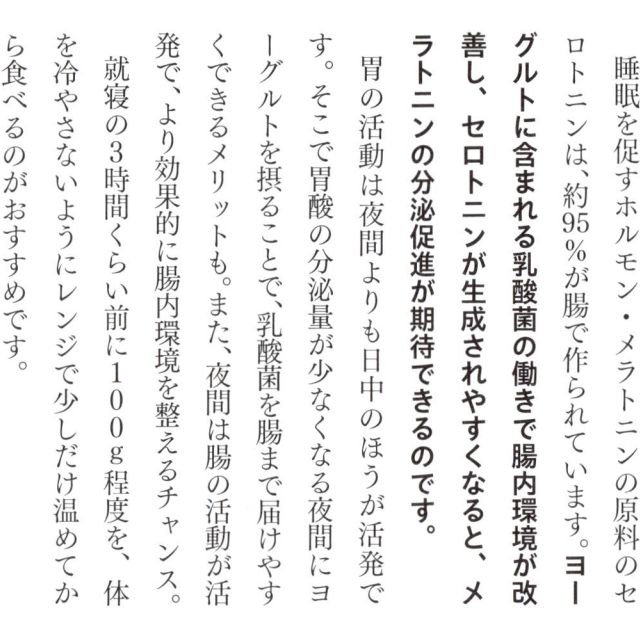

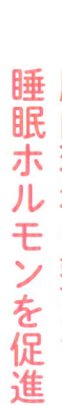

腸内環境を整えて睡眠ホルモンを促進

睡眠を促すホルモン・メラトニンの原料のセロトニンは、約95%が腸で作られています。**ヨーグルトに含まれる乳酸菌の働きで腸内環境が改善し、セロトニンが生成されやすくなると、メラトニンの分泌促進が期待できるのです。**

胃の活動は夜間よりも日中のほうが活発です。そこで胃酸の分泌量が少なくなる夜間にヨーグルトを摂ることで、乳酸菌を腸まで届けやすくできるメリットも。また、夜間は腸の活動が活発で、より効果的に腸内環境を整えるチャンス。

就寝の3時間くらい前に100g程度を、体を冷やさないようにレンジで少しだけ温めてから食べるのがおすすめです。

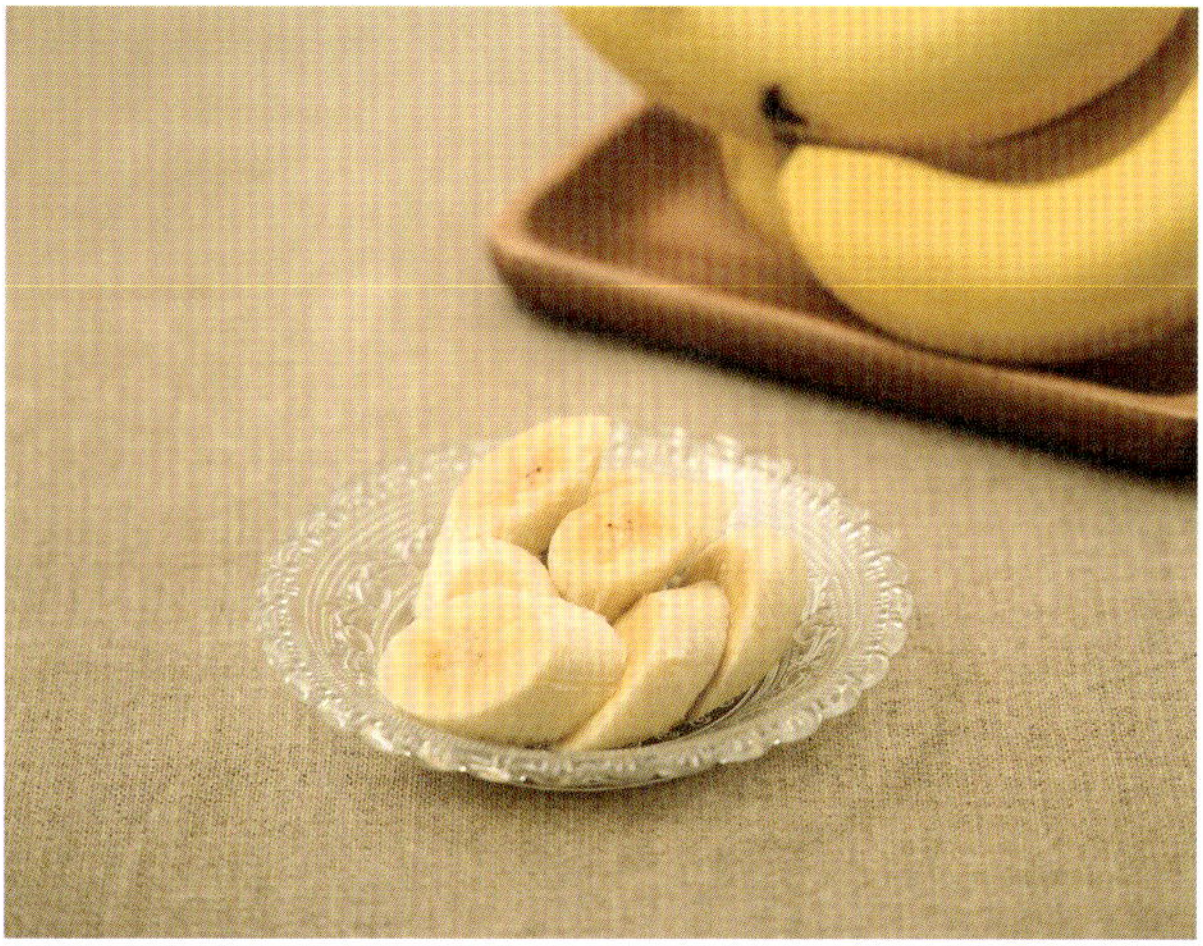

睡眠の質を高める食べ物 4

バナナ

気分を落ち着かせて寝つきをよくする

バナナには、睡眠の質を向上させる成分のGABAとトリプトファン、さらに成長ホルモンの分泌を促進するアルギニンも含まれています。

GABAは体の中で作られるアミノ酸の一種で、興奮状態を抑え、精神を安定させるための神経伝達物質として使われています。寝る前にバナナを食べると、副交感神経が優位になり、寝つきがよくなることが期待できるのです。

また、トリプトファンには、睡眠ホルモン・メラトニンの原料であるセロトニンの材料も含まれ、睡眠の質の向上をサポートしてくれます。

寝る1時間前くらいまでに、½～1本ほどを目安に食べましょう。

間食を上手に摂れば、太りにくい体になる

ここまでの話で、**「間食がやめられない」**、**「甘いもの欲が止まらない」ことに、根性論は一切通用しない**ことを理解していただけたと思います。

僕自身も、頭ではわかっているけれど甘い菓子パンがやめられず、半年で10kg太った経験があるんですよ。これまで600名以上の受講者に一人ひとり直接指導をしてきて、間食や甘いものをやめたくてもやめられない人の気持ちや状況についても、よく理解しています。

もちろん、甘いものをダラダラと食べ続けてしまうのは健康にもよくないことですが、そうなるのには必ず理由があるんです。甘いものの代わりとなる低カロリーな食べ物を食べても、全く効果が得られなかったという経験はありませんか？　それは、脳が「エネルギー不足」を感じているという、根本的な問題が解決できていないから。意志の弱さの問題ではありません。

間食をガマンしては失敗することを繰り返し、自己嫌悪になる地獄から抜け出したい！　それには、なぜ欲しくなるのか、その原因やメカニズムを理解することが何より重要です。**自分の食欲のタイプを知り、それに合った対策をとることで、無理な**

く間食を減らすことができるのです。

講座生の小宮山さん（48歳）も、甘いもの欲で苦しんでいた状態から、PFCバランスやビタミン、ミネラルを意識した食事に変えることで、生理前のドカ食いがなくなったそうです。

お菓子をあまり欲しいと思わなくなり、「シルエットが激変している」、「どうやってやせたの？」と聞かれるほど体形が変わりました。服は2サイズもダウンさせることに成功しています。

そんな小宮山さんからいただいたメッセージを紹介します。

間食をコントロールして体脂肪を減らした喜びの声

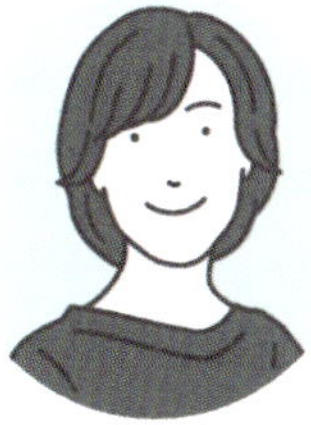

48歳・小宮山さん

毎週のくどうさんの的確なフィードバックを受けながら、タンパク質やミネラルを意識しながらご飯をしっかり食べていくと、お菓子が欲しくなることがなくなり、徐々に体脂肪も減り始めました。2ヶ月経ったころには、見た目がかなり変わり、気がつけば体重48kg、体脂肪率22%になっていました。えっ？いつの間に？！と私自身が1番驚きました。
その後、仕事の多忙期に入ったため、睡眠時間が確保できなかったり、ストレスフルになりお菓子に手が伸びたりして、決してダイエットによい環境ではない中、できることをコツコツと続けた結果、半年経った段階で、体重47.8kg、体脂肪率20.8%となりました。
体重の変化は−4kgですが、見た目が激変したため、周囲からは10kgくらい痩せたよね？と聞かれます。体脂肪率を5%以上落とすことができ、本当に嬉しかったです！

戦略4 まとめ

間食をやめられないのは、意志と無関係 脳が食欲をコントロールしているから

1. 「恒常性の食欲」と「嗜好性の食欲」の2つの食欲タイプがある。

2. 甘いものがやめられないのは、糖をエネルギーに変える流れの中で、エラーが起きているから。

3. 寝る前の空腹をガマンすると、睡眠の質が落ちてやせにくくなる。

4. 睡眠の質を上げてくれる食べ物を上手に食べて、消費カロリーを上げる。

戦略5

日常の活動量 NEATを増やす

Strategy 5

NEAT（Non-Exercise-Activity Thermogenesis）
⇒非運動性活動熱産生

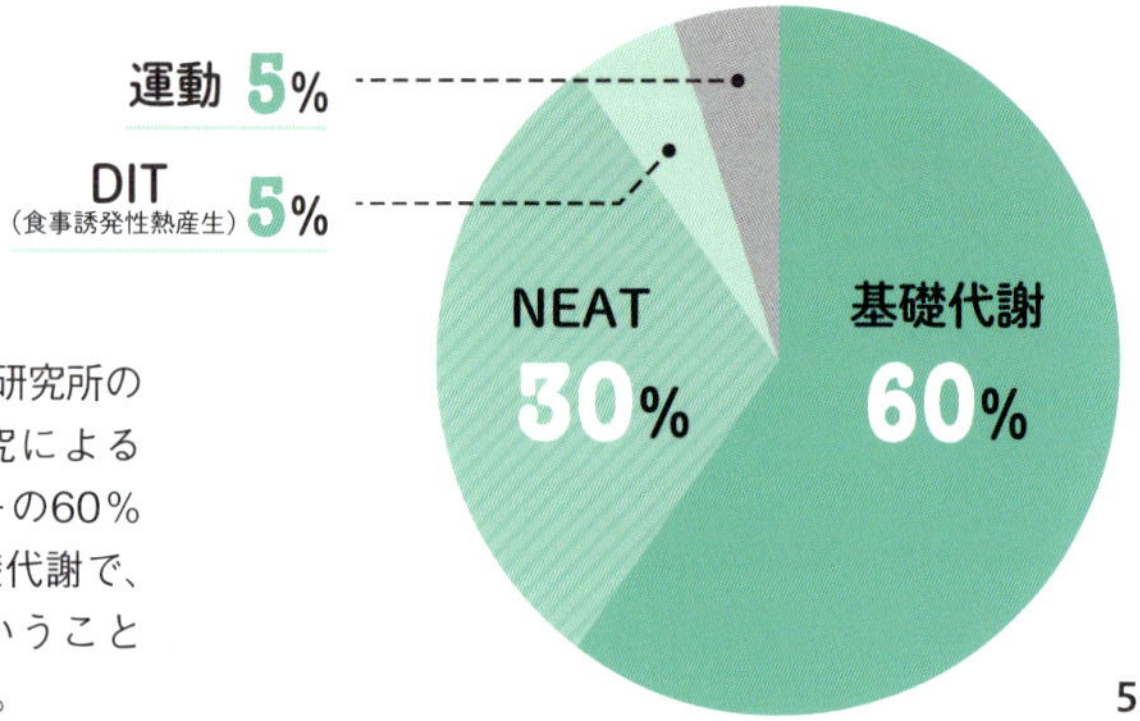

元国立健康・栄養研究所の田中茂穂氏の研究によると、消費カロリーの60％を占めるのが基礎代謝で、NEATが30％ということがわかっています。

5-①

家事や育児でも体脂肪は落とせる

「食事メインで体脂肪を落とせることはわかったけれど、本当に運動しなくても大丈夫？」と思った方もいると思います。実は、体脂肪を落とすために、運動も必須です。といっても、息が切れるほどの運動ではなく、歩行とか家事などの日常の活動のこと。これをNEAT（非運動性活動熱産生）といいます。

なぜ日常の活動量を増やす必要があるのかというと、**NEATのほうが運動よりも、圧倒的に消費カロリーが大きいからです。**

ジョギングのような運動は強度が高いので、消費カロリーは大きくなります。ただ、強度の

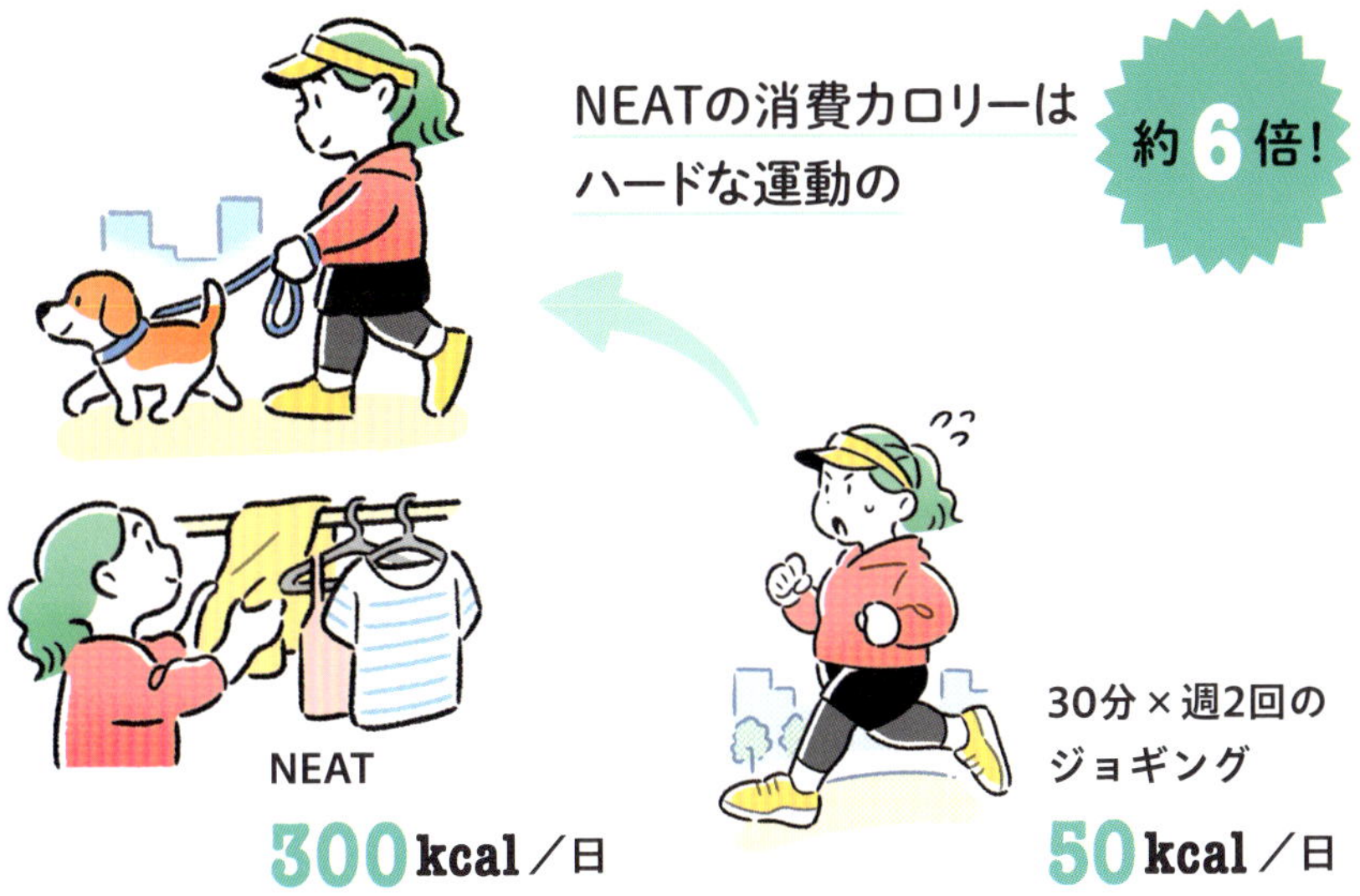

高い運動を12時間ぶっ続けでできる人はいませんよね？　対象にできる時間帯はせいぜい30分くらい。それに対して散歩や家事、育児などのNEATは、強度こそ低いものの起きている時間帯全てが対象となります。1日のトータルで考えると、NEATのほうが運動よりも消費カロリーが高くなるのは理解できると思います。

例えば30分のジョギングを1週間のうち2回行った場合、1日あたりの平均消費カロリーは約50kcalです。一方で、NEATは1日あたり300kcal程度消費することが、研究によりわかっています。つまり、NEATのほうが約6倍も消費カロリーが大きいのです。

体重ではなく体脂肪を狙って落としたいなら、**息を切らすほどの運動をガマンしてやるよりも、日常の活動量を上げたほうが効率的です。**

NEATを上げると基礎代謝アップにつながる

NEATの高い生活とは、最低でも1日6000歩以上動く生活のことです。スマホアプリの歩数計などを使って、チェックする習慣をつけましょう。

もし6000歩未満であれば、ウォーキングなどを取り入れて、NEATを上げていきます。そのほうが、強度の高い運動をするよりも、摂取カロリーと消費カロリーの差をより大きくすることができるので、より速く体脂肪を落とすことが可能になります。

それだけでなく、**日常の活動量NEATを上げることは、基礎代謝を上げることにもつなが**

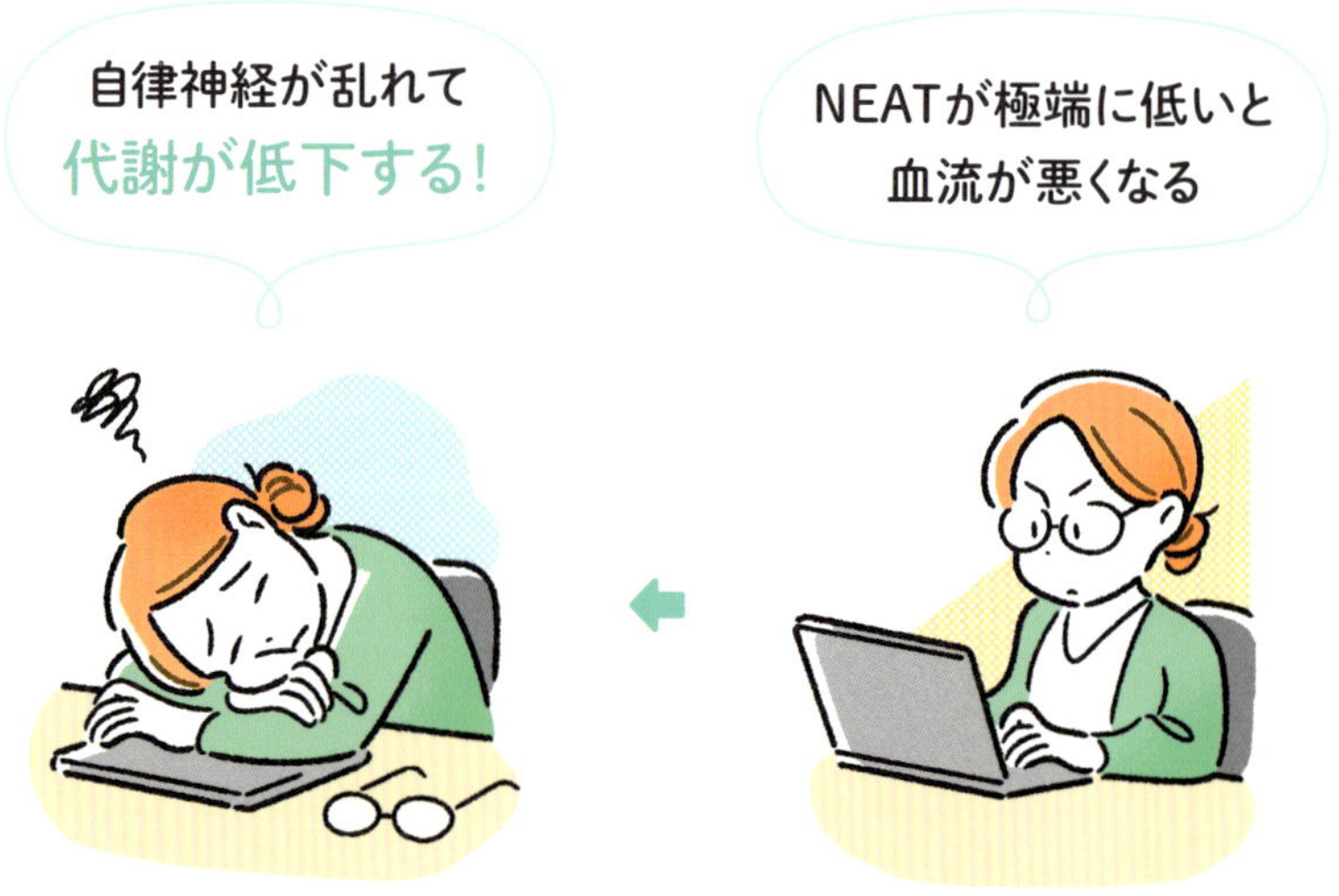

NEATが極端に低いと
血流が悪くなる
自律神経が乱れて
代謝が低下する!

ります。基礎代謝は消費カロリーの60％を占めますから（**5-①**）、アンダーカロリーを最大化することにもつながります。

では、なぜNEATを上げると、基礎代謝がアップするのでしょうか？　それは自律神経のバランスを整えてくれるからです。

基礎代謝は自律神経によってコントロールされています。自律神経のバランスが乱れると基礎代謝は低下し、逆にバランスが整うと基礎代謝は向上します。

例えばデスクワーク中心で、1日中座りっぱなしのNEATが極端に低い人は、血流が悪くなることで自律神経が乱れて、基礎代謝の低下を引き起こします。反対に**NEATを増やせば、血流が改善されて自律神経のバランスが整いやすくなります。**高NEATな生活で、自然に基礎代謝を上げることが可能になるのです。

筋トレで体脂肪を落とすのは非効率

「でも、基礎代謝を上げるためには、やっぱり筋トレでしょ？」と思った方もいると思います。確かに筋トレを行えば、筋肉量が増えて基礎代謝が上がるのは間違いではありません。ただし、体脂肪を落とせるようになるほどの解決策とはならないのです。

なぜなら、筋トレで仮に筋肉量を1kg増やせたとしても、基礎代謝は13ｋｃａｌしか上がらないからです。

例えば基礎代謝が落ちていて、1日の消費カロリーが1500ｋｃａｌの女性は、摂取カロリーを1500ｋｃａｌまで落としても、アンダーカロリーが作れないため体脂肪は落ちません。そこで筋トレをがんばって筋肉を1kgつけたら、確かに13ｋｃａｌのアンダーカロリーは作れます。しかし、これで落とせる体脂肪は、1日でたったの2g。1か月で落とせる体脂肪は、60g程度なのです。

一方で、ＮＥＡＴの1日あたり消費カロリーは、だいたい300ｋｃａｌ。**筋トレよりＮＥＡＴを優先したほうが、効率よく消費カロリーを増やすことができます。**

さらに、ＮＥＡＴを上げて基礎代謝もアップすれば、より大きなアンダーカロリー

腹筋運動でお腹が凹むのは？

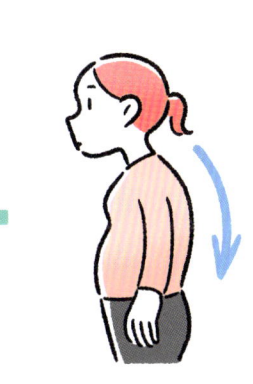

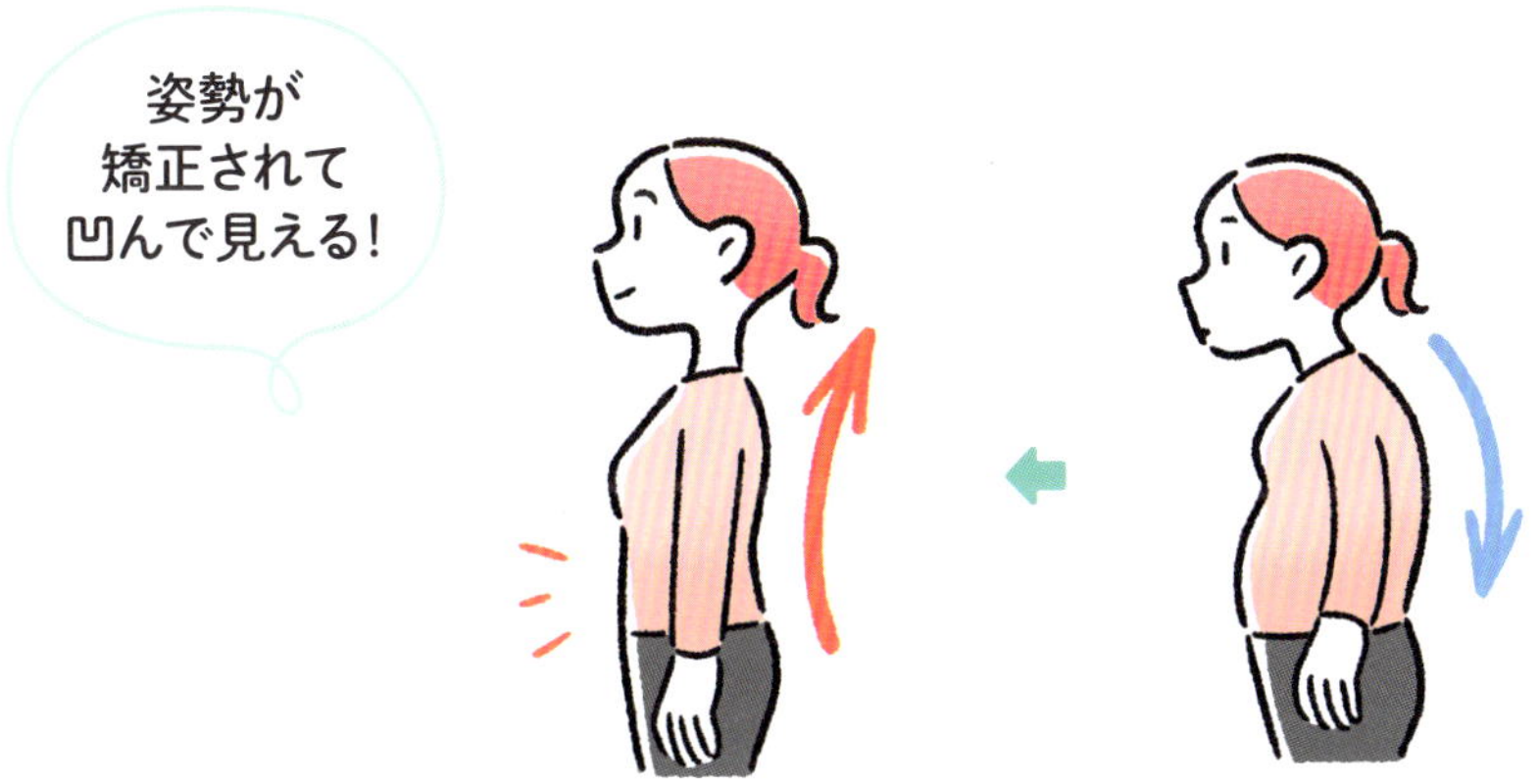

が作れて、体脂肪を落とすことにもつながっていきます。

では、腹筋運動では、お腹の脂肪は落ちないのでしょうか？　**腹筋をすることで姿勢が矯正され、その結果、お腹が凹んだように見えることはあります。**ちなみにこのようなやせ方を、解剖学的アプローチといいます。

ですが、このような解剖学的アプローチで短期的にお腹やせできるのは、すでにお腹の脂肪をかなり落とせた状態の人に限られるということを覚えておいてください。**脂肪が乗った状態でいくら姿勢を矯正しても、見た目にはほぼ反映されません。**ですから、しっかりとお腹の皮下脂肪を落としたい方は、運動メインではなく食事メイン＋NEATでアプローチしたほうがいいのです。

食事+NEATでアンダーカロリーを最大化する

もちろん、運動や筋トレに取り組んだほうがいいのは、確かなことです。しかし、「体脂肪を落とす」という問題を解決する上では、みなさんが期待するだけの効果が得られないのが本当のところなのです。

いくら腹筋をがんばっても、ジョギングなどの有酸素運動を続けても、見た目が大きく変わるほど体脂肪を落とそうとすると、効率が悪くて時間もかかりすぎるということを理解しておきましょう。

体脂肪を狙い撃ちするためには、長期的にアンダーカロリーを作り続けることが基本です。それには食事からのアプローチをメインに据えるのが、最も効率的であるとこれまで何度もお話ししてきました。

そして戦略5であなたがやるべきなのは、NEATを歩数で管理することです。

歩数計アプリなどを使って1日の歩数を確認し、最低でも6000歩の活動量を毎日作っていきましょう。ウォーキングはもちろん、犬の散歩や歩いて買い物に行く、通勤で一駅分歩く、家中を掃除するなどなど、とにかく**ずっと座りっぱなしにならないように、ちょこまか動くということです。めちゃくちゃシンプルですが、これが体脂肪を落とす上で、非常に重要なんです。**

講座生の田中さん（63歳）は、半年で体重マイナス10kg、体脂肪率マイナス10％を達成していますが、特別な運動をプランに入れたことは一切ありません。もちろん全く動かない生活ではNEATで消費できるカロリーが減ったり、自律神経の乱れから基礎代謝の低下につながったりするので、6000歩以上のNEATを確保することをプランに組み込みました。具体的には朝のゴミ出しに5分の散歩を追加し、NEATを底上げしました。

渡邉さん（55歳）も、半年で体重マイナス10kg、体脂肪率マイナス9％、服のサイズはLLからMまで落とすことに成功していますが、運動は散歩だけです。

他にも朝、歯磨きしながら5分だけ足踏みをする、少し遠くの駐車場に車を置いてから買い物に行く、お気に入りのドラマを見ながらステッパーを踏む、YouTubeを観ながら室内散歩をするなどを実践している方もいます。

いきなり息が切れるほどの運動から始めなくても大丈夫です。ぜひあなたも今日からNEATの高い生活をダイエットに組み込んでみて下さい。

戦略5 まとめ

日常の活動量である NEAT を増やすと、1日の消費カロリーは大きくなる

1 体脂肪を狙って落としたい場合、運動よりNEATを優先したほうが効率がいい。

2 NEAT を増やすと血流が改善し、自律神経が整って基礎代謝もアップする。

3 お腹に脂肪が乗った状態で腹筋をしても、お腹の脂肪は落ちないし、見た目もほとんど変わらない。

4 食事管理＋ NEAT で、大きなアンダーカロリーを作ることができる。

戦略6

代謝リセットで燃焼体質に変える

Strategy 6

基礎代謝が低いと、食事量を減らしてもやせない

「今までの話はひと通り理解したけれど、PFCバランスに気をつけても、1食500kcal前後にしても、体脂肪が全く落ちないからもう無理……」という状態の方もいるかもしれません。

でも、安心してください。**体脂肪が落ちないのには、必ず理由があります。そこを理解して正しい対策をとれば、ちゃんと体脂肪を狙い撃ちできるようになります。**

もしあなたが、1食あたり500kcal未満、あるいは他の人と比べて食事量をかなり減らしているのに、3か月間で体重や体脂肪率がほぼ変わらないのであれば、その原因は基礎代謝が低下しているからです。

基礎代謝が低下するとなぜ体脂肪が落ちないのか。それは食事量を減らしてもアンダーカロリーが作れないから、というのはもうわかりますよね。単純に食べる量を減らせば、それだけでアンダーカロリーになるというわけではありません。

例えば、基礎代謝がよくて消費カロリーが1日1800kcalあるAさんは、食

Aさん
消費カロリー
1800kcal

摂取カロリーを1500kcalにすると？

アンダーカロリーは
1日
300kcal

3か月で
体脂肪 -3kg

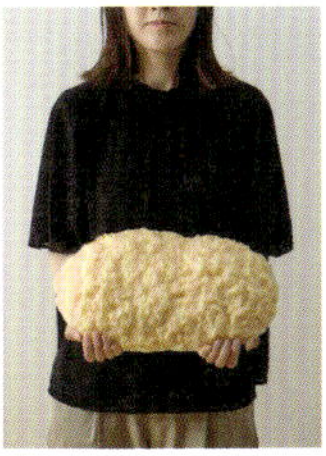

Bさん
消費カロリー
1500kcal

アンダーカロリーが作れない！

事量を減らして摂取カロリーを1500kcalくらいにすれば、アンダーカロリーの状態を作れます。Aさんは1日300kcalのアンダーカロリーで、約50gの体脂肪を落とせますから、1か月間のうち20日くらい摂取カロリーを1500kcalにすれば、1か月で体脂肪1kg、3か月で体脂肪3kgを落とせます。

一方で基礎代謝が低くて消費カロリーが1日1500kcalしかないBさんは、Aさんと同じ1500kcalに食事量を減らしても、アンダーカロリーの状態にはなりませんから、体脂肪も落ちません。こうなると、仮に3か月間まじめにダイエットに取り組んでも、見た目はほとんど変わらないわけです。

これが、食事量を減らしても体脂肪が落ちない、根本的な原因なんですね。

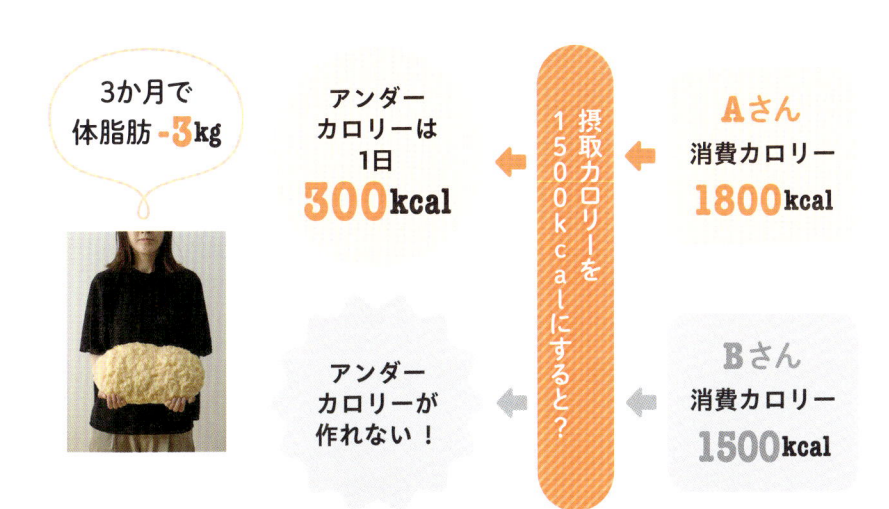

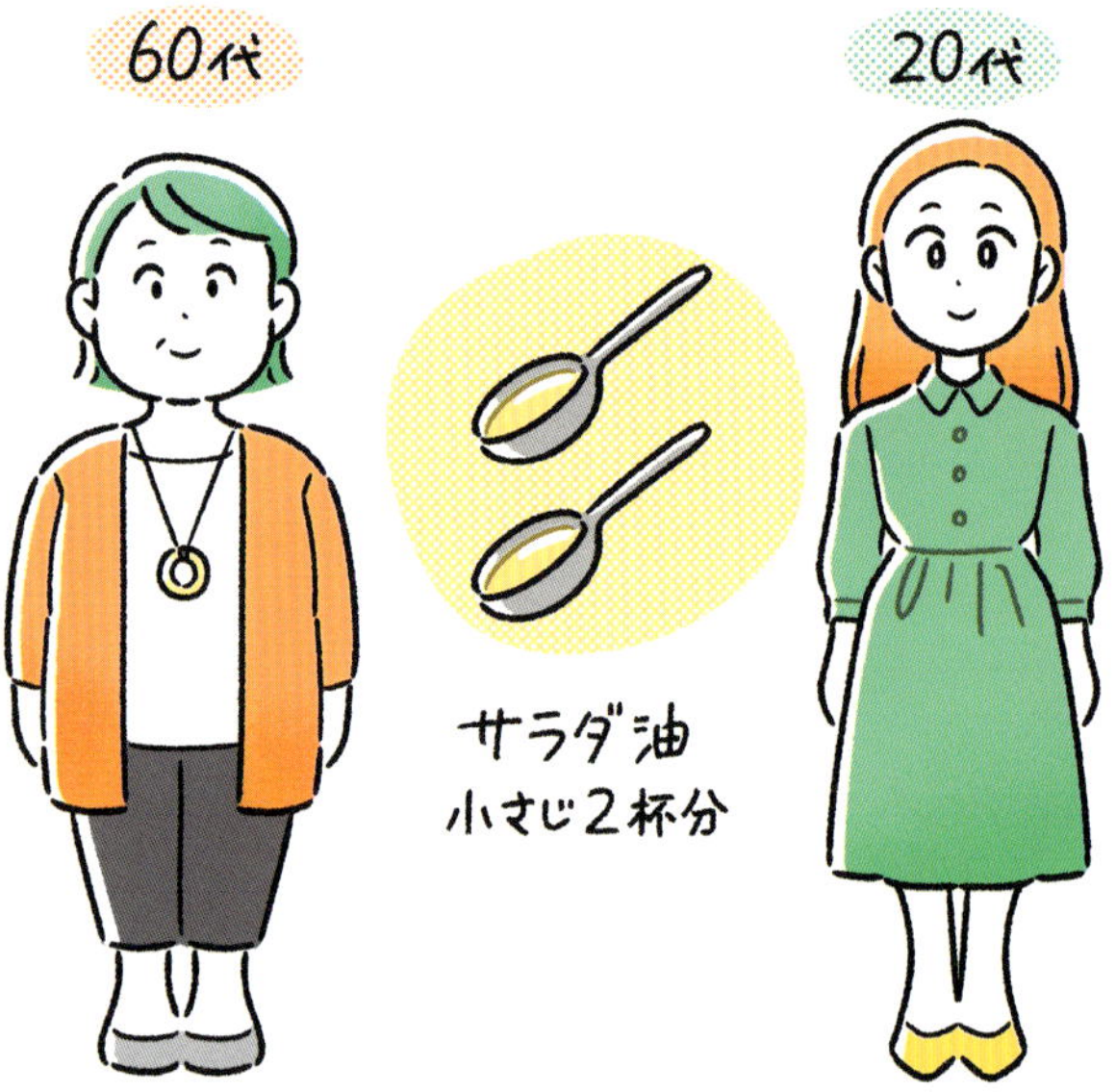

20代と60代で基礎代謝に大差はない

「でも、私はもういい年齢だから基礎代謝も下がってるだろうし、今さらダイエットするのは難しそう」と、諦めている方がいるとしたら、とてももったいないことです。

確かに年齢のせいで基礎代謝は多少落ちますが、それが原因で体脂肪が落とせないということはありません。

厚生労働省出典のデータによると、例えば10代と60代の基礎代謝量を比較した場合、10代のほうが当然高くなっています。そして年齢とともに低下していくのですが、**驚くべきことに、20代と60代の基礎代謝量を比べてみると、ほぼ**

差がないのです。あってもｋｃａｌくらいで、これはサラダ油小さじ２杯分ほどです。少し脂質の摂取量に気をつければ、十分にカバーできる範囲です。

このデータからもわかるように、年齢が理由で体脂肪が落とせないほど基礎代謝が下がっている、ということはいえないでしょう。

では、なぜ基礎代謝が落ちているのかというと、ほとんどの場合で今までの間違ったダイエットが原因と考えられます。

◆食べないダイエットをやってきた
◆ファスティングをやったことがある
◆糖質制限をやっていた
◆ＰＦＣバランスを整えたことがない

これらに１つでも該当し、「食事量を減らしても、体脂肪が落ちない」「むしろ年々太りやすくなっている」という方は、基礎代謝が低下している可能性が高いです。

この場合、いきなり摂取カロリーを管理しても、アンダーカロリーの状態にはなりません。一度基礎代謝を上げる代謝リセットステップを取り入れてから、その後にアンダーカロリーを作る必要があります。

この手順を踏むと、体脂肪を落とすことが可能になります。

成人女性が１日に必要なカロリーは？

年齢	身体活動レベル Ⅰ	Ⅱ	Ⅲ
18〜29歳	1700	2000	2300
30〜49歳	1750	2050	2350
50〜64歳	1650	1950	2250
65〜74歳	1550	1850	2100
75歳以上	1400	1650	-

6-①

※厚生労働省の「日本人の食事摂取基準（2020年版）」の「推定エネルギー必要量（kcal/日）」を基に作成

アンダーカロリーを作るために、代謝をリセット

それでは、どうやって基礎代謝を上げればいいのでしょうか？　代謝リセットステップとはどのように行うのか、解説していきます。

◆食事量が少なかった
◆栄養バランスが乱れていた
◆日常の活動量ＮＥＡＴが少なかった

このような理由で基礎代謝が落ちているわけですから、

◆**摂取カロリーを元に戻す**
◆**ＰＦＣバランスを整える**
◆**日常の活動量を増やす**

以上の３つを実践していくのが基本です。

摂取カロリーは、厚生労働省が推奨している、成人女性が1日に必要な摂取カロリーを表にしましたので（6-①）、参照してください。ちなみに身体活動レベルとは、「Ⅰ（低い）…生活の大部分が座位で、静的な活動が中心の場合」「Ⅱ（ふつう）…座位中心の仕事だが、職場内での移動や立位での作業・接客等、あるいは通勤・買物・家事、軽いスポーツ等のいずれかを含む場合」「Ⅲ（高い）…移動や立位の多い仕事への従事者。あるいは、スポーツなど余暇における活発な運動習慣をもっている場合」となっています。みなさんの多くは、ⅠかⅡに該当すると思います。

今の自分の摂取カロリーがどのくらいなのかは、戦略2で紹介した「あすけん」を活用し、食事記録をざっくり入力すれば、簡単に調べることができます。

栄養バランスも、「あすけん」の「ＰＦＣバランス」という項目を見れば、適正か不足しているかがわかります。まずはここの表示が適正になるように、食事内容を改善してみましょう。

そして、日常の活動量ですが、スマホの歩数計アプリなどで歩数を確認し、まずは最低でも1週間の平均で1日6000歩以上を目指します。決して息が切れるほどの運動はしなくて大丈夫ですから、通勤で歩く、散歩するなど、体を動かす機会を増やしていきましょう！

戦略1～5を実践すれば、代謝は必ず上がる

もうお気づきだと思いますが、前のページで説明した代謝リセットステップとは、ここまでお伝えしてきた戦略1～5を実践することになります。

代謝を簡単にアップする方法として、よく紹介されているのが、「筋肉をつける」「代謝アップ食材を摂る」「体を温める」などですが、残念ながらこれらでは、落ちてしまった基礎代謝を再び上げることは難しいのです。

そもそも必要なカロリーが摂れていないせいで、脳が「飢餓状態になった！」と判断して代謝を大きく低下させているわけですから、不足しているカロリーを補って、この省エネモードを解除するステップが必要です。

また、たんぱく質、脂質、糖質をはじめ、ビタミンやミネラル、食物繊維など全ての栄養素が、代謝と深く関わっていることも、戦略3で説明しました。不足する栄養素があると、それを代謝する力自体が落ちてしまいますから、ＰＦＣバランスのいい食事で、代謝のメカニズムを整えてあげることも大切です。

代謝が落ちた原因や期間は個人によって異なるため、代謝が上がるまでにかかる期間もそれぞれ大きく異なります。ですが、こうしたステップをきちんと踏むことで、代謝は少しずつ上がります。

講座生の池永さん（46歳）は、摂取カロリーを1日1200kcalまで下げても一向に体重や体脂肪率が落ちずに悩んでいました。そこで、僕の体脂肪特化ダイエット講座を受講することに。

過去のダイエット履歴を解析したところ、代謝リセットステップが必要と判断しました。そうして摂取カロリー、PFCバランス、日常の活動量を中心に改善することにしたのです。

この期間は、1日に必要なカロリーと実際の摂取カロリーが同じなので、当然ですがアンダーカロリーの状態にはなりません。つまり、体重も体脂肪率も落ちません。しかし、続けることで基礎代謝は改善しているため、この後に摂取カロリーを下げてアンダーカロリーを作ってみたところ、ウエストマイナス17cmを達成！

このようにして一度基礎代謝を上げる代謝リセットステップを行ってから、摂取カロリーを程よく管理することで、年齢に関係なくアンダーカロリーの状態が作りやすくなるのです。

適切な水分摂取が代謝アップに欠かせない

基礎代謝を上げるために欠かせない、大切なことがもう1つあります。それは水分を摂取することです。

水分と代謝の関係で重要になるのが、腎機能です。腎臓には体の水分を調節したり、老廃物を尿として排泄したりする働きがあります。ところが、**水分が不足すると腎臓への負担が増えて、腎機能の低下につながります。腎機能が低下すると当然、老廃物を排出する力も衰えるのです。**

62ページの「やせ菌」のところでも説明したように、代謝とは食べ物から摂った栄養をエネルギーや体の材料に変換し、老廃物を体外に排出する一連の化学反応のこと。腎機能の低下は、この最後の反応のところに影響します。老廃物が体内に蓄積しやすくなり、代謝が落ちてしまうのです。

お伝えしているように、代謝は消費カロリーの6割を占めていますから、体重ではなく体脂肪を落としたい場合、代謝の低下は致命的な問題となりますよね。

体脂肪を落とすためには、摂取カロリーが消費カロリーを下回る、アンダーカロリーの状態を作る必要があります。しかし、老廃物の蓄積によって代謝が落ち、消費カロリーが低下すると、摂取カロリーを少なくしてもアンダーカロリーの状態が作れない、つまり体脂肪が落ちないという状況に陥ります。

つまり、**腎機能を正常に保ち、基礎代謝を上げるためには、水分摂取が超重要なんです。**といっても、単にガバガバ水を飲めばいいというわけでもありません。

では、1日にどのくらいの水分が必要かというと、食事以外の飲み物で、だいたい1・5リットルくらいが目安となります。

あなたは普段どのくらいの水分を、どんな飲み物から摂取していますか？

「そもそも1日の水分摂取量を把握していない」「1日1リットルも飲んでいない」「寝る前はトイレが近くなるから、水分摂取を避けている」という方は、かなり損をしていますよ。

どのくらいの水分をどんな飲み物で摂るかによって、体脂肪の落ちやすさは一気に変わります。どうせ飲むなら老廃物を排出する作用が期待できて、腎機能をサポートしてくれたり、脂肪を落とす手助けをしてくれたりする飲み物のほうがいいですよね？

ではここから体脂肪を落とすのに役立つ飲み物を紹介していきましょう。

体脂肪を落とす飲み物

1

発芽ハト麦茶

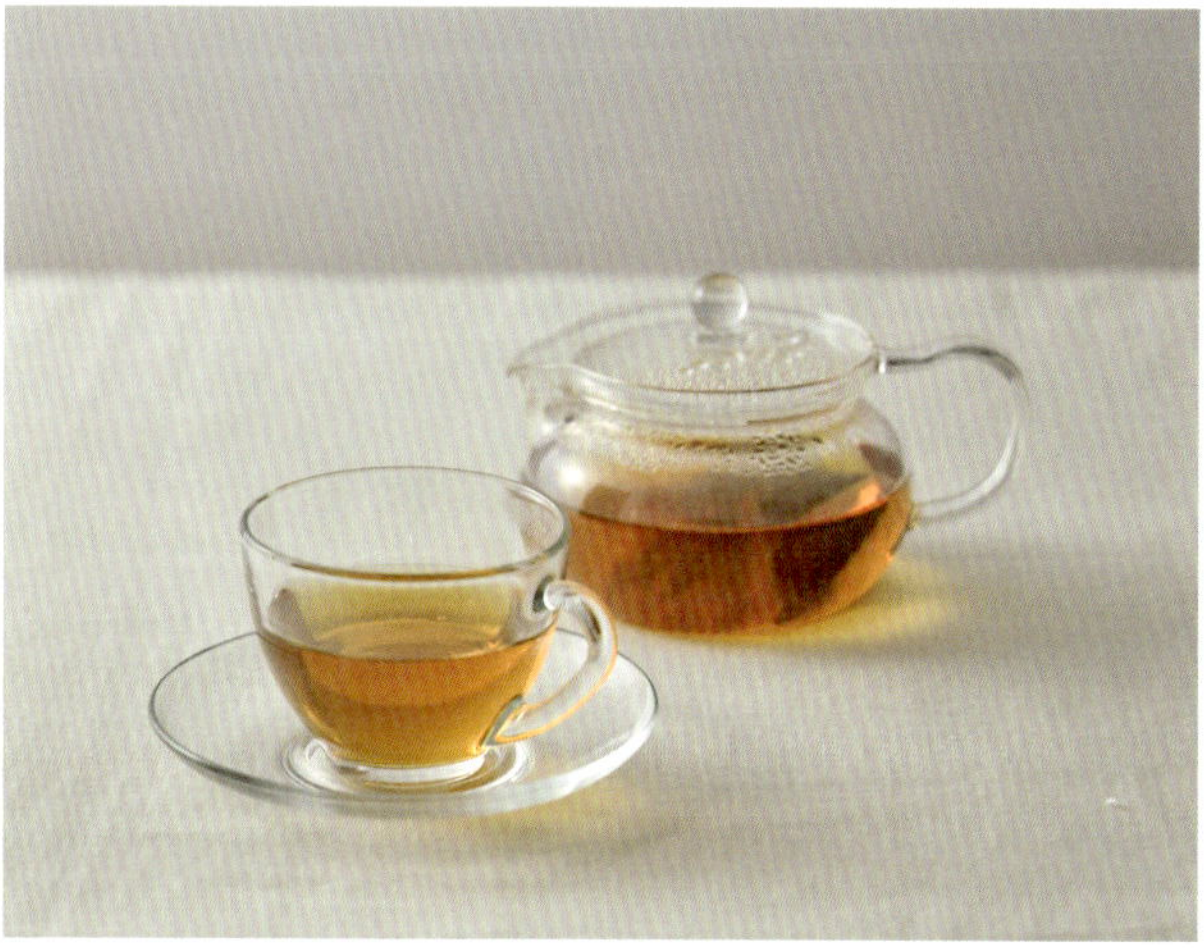

強力な老廃物排出パワーに加え睡眠の質を上げる働きも

ハト麦に含まれる有機ゲルマニウムには、体内で発生する活性酸素と結びつき、体内に蓄積された老廃物などとともに体外へ排出させる、**強いデトックス作用があると考えられています。**

さらに、血液やリンパ液の流れをスムーズにし、**老廃物や毒素の排出を促進する**と考えられているコイクセラノイドという成分や、**リラックス効果をもたらし睡眠の質の向上も期待できる**GABAも含有しています。

通常のハト麦茶よりも発芽はと麦茶のほうが、有効成分をより多く含んでいるのでおすすめです。食後にホットで、1日2～3杯を目安に飲んでみてください。

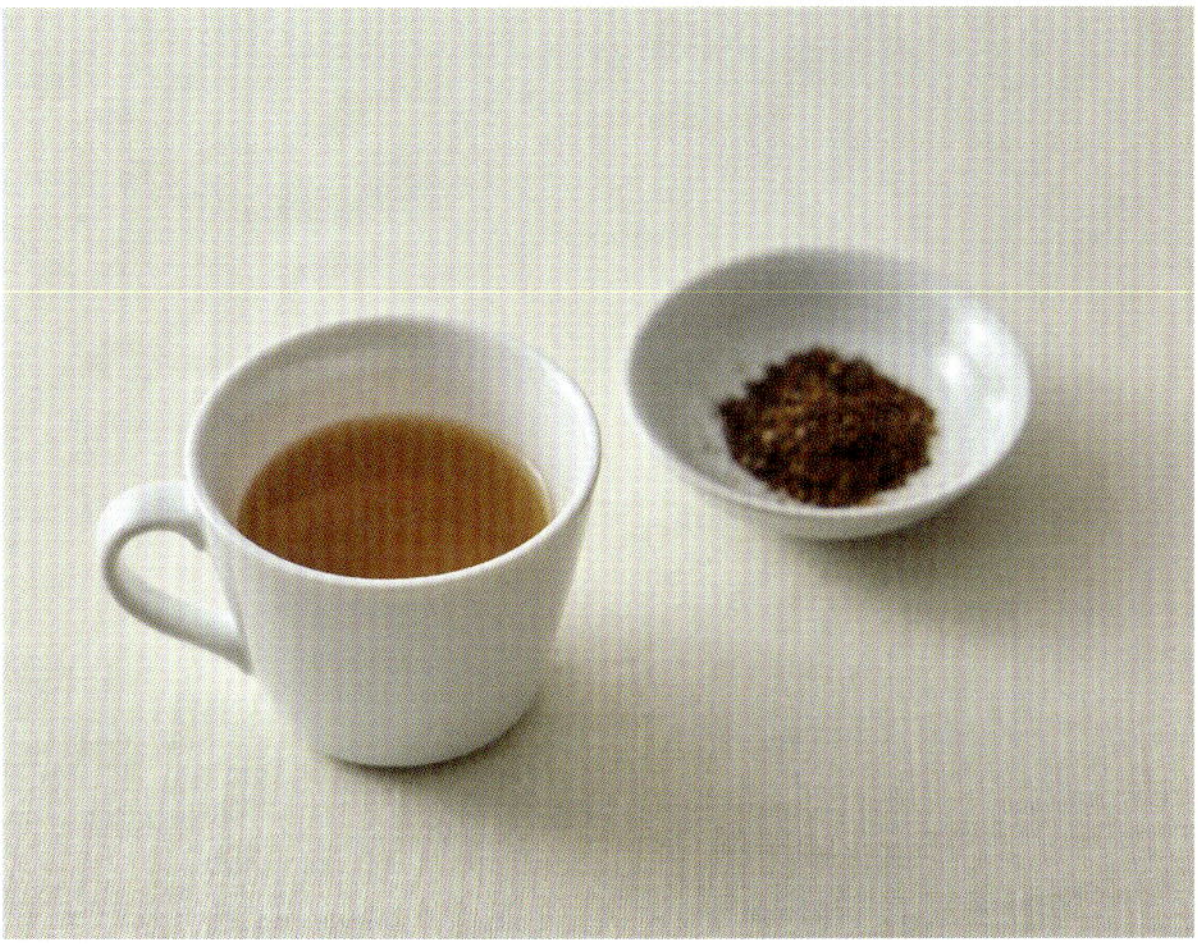

体脂肪を落とす飲み物 2

グァバ茶

ノンカフェインで夜でも飲めて血糖値の上昇を穏やかにする

グァバの葉には抗酸化成分のポリフェノールが含まれていて、摂取することで小腸からの糖質の吸収がゆっくりとなり、**血糖値の上昇を穏やかにしてくれる**ことが、ヤクルトの研究で明らかになっています。

これにより**食欲が安定し、摂取カロリーが消費カロリーを下回るアンダーカロリーの状態を安定して作れるように**なります。体脂肪も落ちやすくなるのです。

グァバ茶はノンカフェインでポリフェノールが摂れるので、夕食前や夕食中に摂っても問題ありません。食後の血糖値が気になる方は、ぜひ試してみてください。

体脂肪を落とす飲み物 3

コーヒー

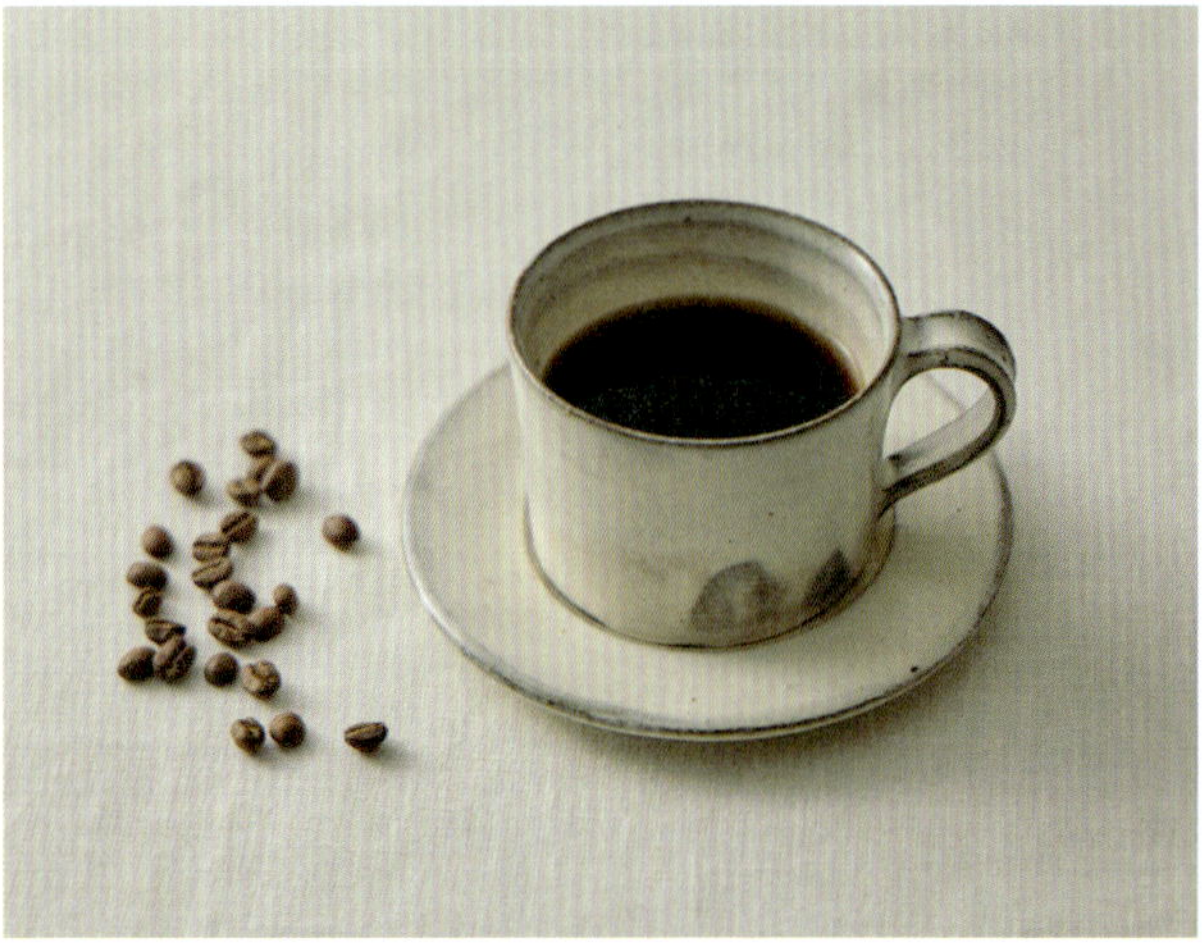

カフェインが脂肪燃焼を促し コーヒーオリゴ糖で腸もキレイに

コーヒーに含まれるカフェインには、交感神経を優位にする働きがあり、リパーゼという脂肪分解酵素を活性化させて、**体脂肪の燃焼を促進させる**ことが期待できます。

また、コーヒー豆のカスの中から発見されたコーヒーオリゴ糖は、腸に届いてビフィズス菌など善玉菌だけのエサとなり、**善玉菌だけを増殖させることができるため、腸内環境の改善につながります。**コーヒーオリゴ糖を摂取することで、便通がよくなったという研究結果も。

カフェインは1日2〜3杯を目安に、睡眠のさまたげにならないよう午前中からお昼過ぎくらいまでの間に飲むようにしましょう。

体脂肪を落とす飲み物 4

無添加トマトジュース

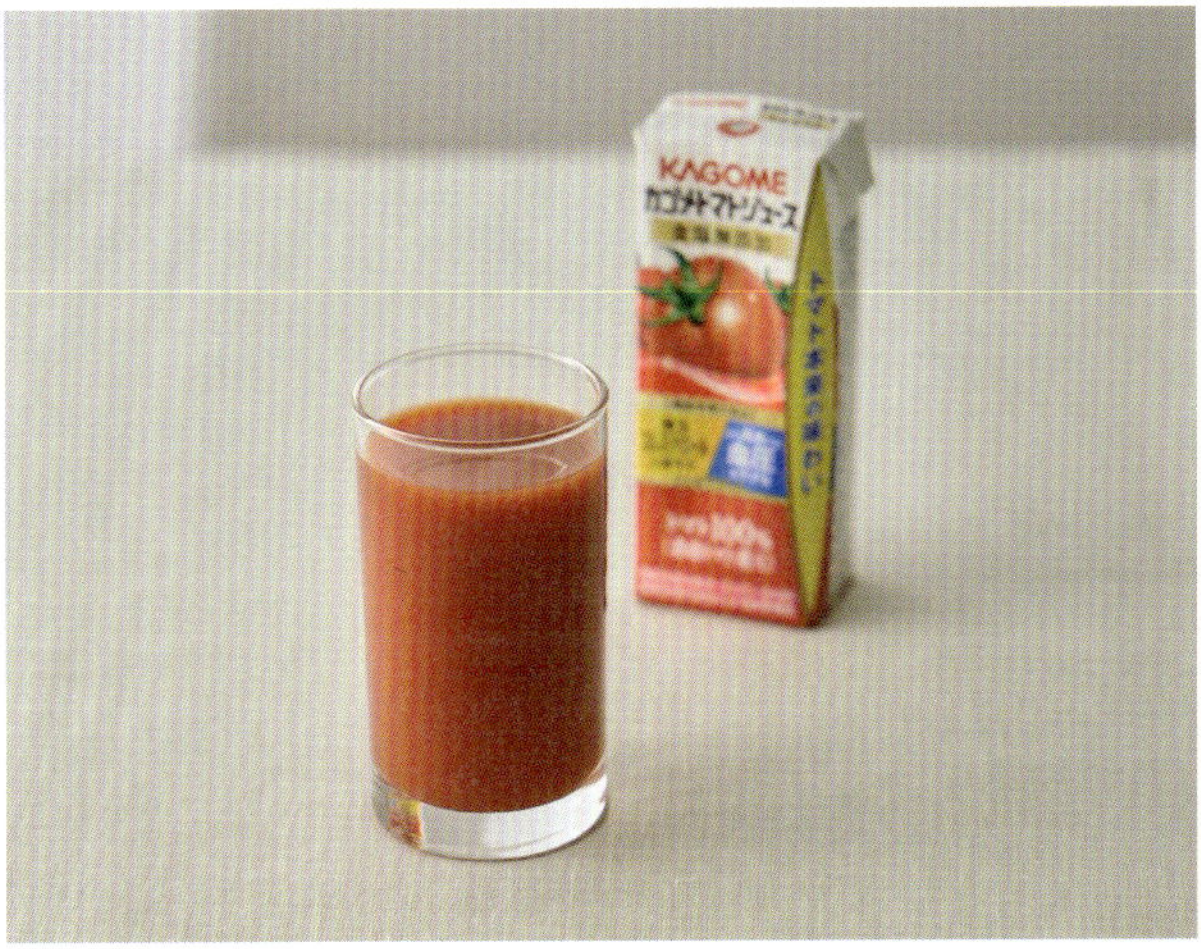

リコピンによって血糖値が安定むくみも解消します

トマトはカリウムが豊富で、**むくみの解消や老廃物を排出する効果が期待できます。**

また、ペクチンという日本人女性が不足しがちな水溶性食物繊維も含まれていて、**腸内環境が改善し、老廃物の排出もスムーズに**なります。

さらに、抗酸化成分のリコピンによってインスリンの働きがサポートされ、**血糖値の上昇が緩やかに。**食欲が安定するため、体脂肪が落ちやすくなることも期待できるのです。

カゴメの研究によると、リコピンは朝に摂取したほうが効率よく吸収できることがわかっています。とはいえカリウムの摂りすぎは控えたいので、1日2杯を目安にしましょう。

戦略6 まとめ

基礎代謝が落ちて
アンダーカロリーが
作れない状態のときは、
代謝リセットを行う

1. 20代と60代の基礎代謝量（平均値）の差は、サラダ油小さじ2杯分程度。

2. 代謝リセットステップは、摂取カロリー、PFCバランス、NEATからアプローチする。

3. 代謝が戻れば、年齢に関係なくアンダーカロリーの状態が作れて、体脂肪を落とせる。

4. 基礎代謝を上げるために、適切な水分摂取が欠かせない。

Over40でも
みるみる体脂肪が落ちた！

狙い撃ち
成功者
Interview

最も大切な戦略は、行動してみることです

本書では、体脂肪だけを狙い撃ちするための戦略を6つに分けて解説してきました。

ここで最後に、あなたに最も大事な戦略をお伝えしましょう。

それは、行動することです。

この本を読んで、「ああ、なるほど」と思っただけでは、あなたの体脂肪は1gも落ちません。現実は何も変わらないんです。あなたには、情報を集めるだけ集めて「ああ、ためになったな」と、それだけで満足するのではなく、本書をきっかけに、行動に移してほしいんです。

行動に移した瞬間、過去の自分を抜き去ることができます！

「正しいダイエットを発信して、人生を変える機会を与える」。これは僕がYouTubeを始めた理由です。

多くのダイエッターが、さまざまなダイエット法に取り組んでは結果が出せず、「自分の努力が足りないから」、「意志が弱いせいでうまくいかない」と自分を責めた挙げ

句、「どうせ自分は変われない」と諦めてしまっています。

でも、それは間違った知識でダイエットをしていたからかもしれません。世の中には、必要のない、正しくないダイエット情報が溢れていて、自分にとって本当に必要な情報を見つけ出すのが難しくなっているのです。

まさに僕自身がそうでした。そこで、僕は体脂肪について猛勉強をし、ダイエットの本質を学んで実践。成功体験を得たことで、何事にも挑戦する勇気が持てるようになりました。

僕が指導しているのは、流行りすたりのある小手先のダイエット法ではなく、体脂肪だけを狙い撃ちするための、とてもシンプルで本質的、戦略的な方法です。

これは何度もお伝えしていることですが、食欲は脳がコントロールしていますから、ガマンだけでは長期的な対処はできません。まずは食欲を自然と抑えることができる食事方法を学ぶことから始めてください。そして、本書で伝えた6つの戦略をもとに、実際に行動にうつしていってほしいのです。

自分の小さな変化に目を向け、モチベーションを保つ

もう1つ大切なことがあります。それは、モチベーションを一定に保つことです。

1日で落とせる体脂肪は50ｇくらいがいいところですから、体形が変わるまでには、3か月から半年はかかることも。また代謝のコンディショニングには個人差があるので、結果を出すには半年以上かかる場合もあります。その間にモチベーションが下がって、ダイエットをやめたくなってしまうタイミングは、何度も訪れると思います。

落ちたモチベーションをもう一度上げようとするのも、決して間違いではないのですが、モチベーションを一定に保つことのほうが、圧倒的に優先度が高いのです。

例えばダイエット中に好きな食べ物を禁止すると、食事の満足度が格段に下がりますよね。さらに体重や体脂肪率といった数字に結果がすぐに現れないと、先にモチベーションのほうが下がってしまいます。それよりも、好きなものをガマンせずに食べて、アンダーカロリーが作れるように食事を管理するほうが、効率的です。

他人と比べては、「自分はなかなかやせない」と落ち込むのも、そもそもその人とは体形や体重という前提が違うのですから、意味がないことです。

数字に一喜一憂するより、今日は一駅分歩いてＮＥＡＴを増やせた、といった自分

自身の小さな変化に目を向けましょう。

別にダイエットをしなくても、生きていくことはできます。しかし、こうして僕の本を手に取って勉強しようとしている時点で、何もしていない人と比べて、あなたはすでに何倍も努力できているのです。

あとは、行動するだけです。

本書を読んで、他にはない「体脂肪に特化したダイエット」についてもっと学びたいと思った方は、ぜひ僕の公式ＬＩＮＥもチェックしてみてください。

みなさんも、どんどん過去の自分を追い越していきましょう！

体脂肪専門家くどう

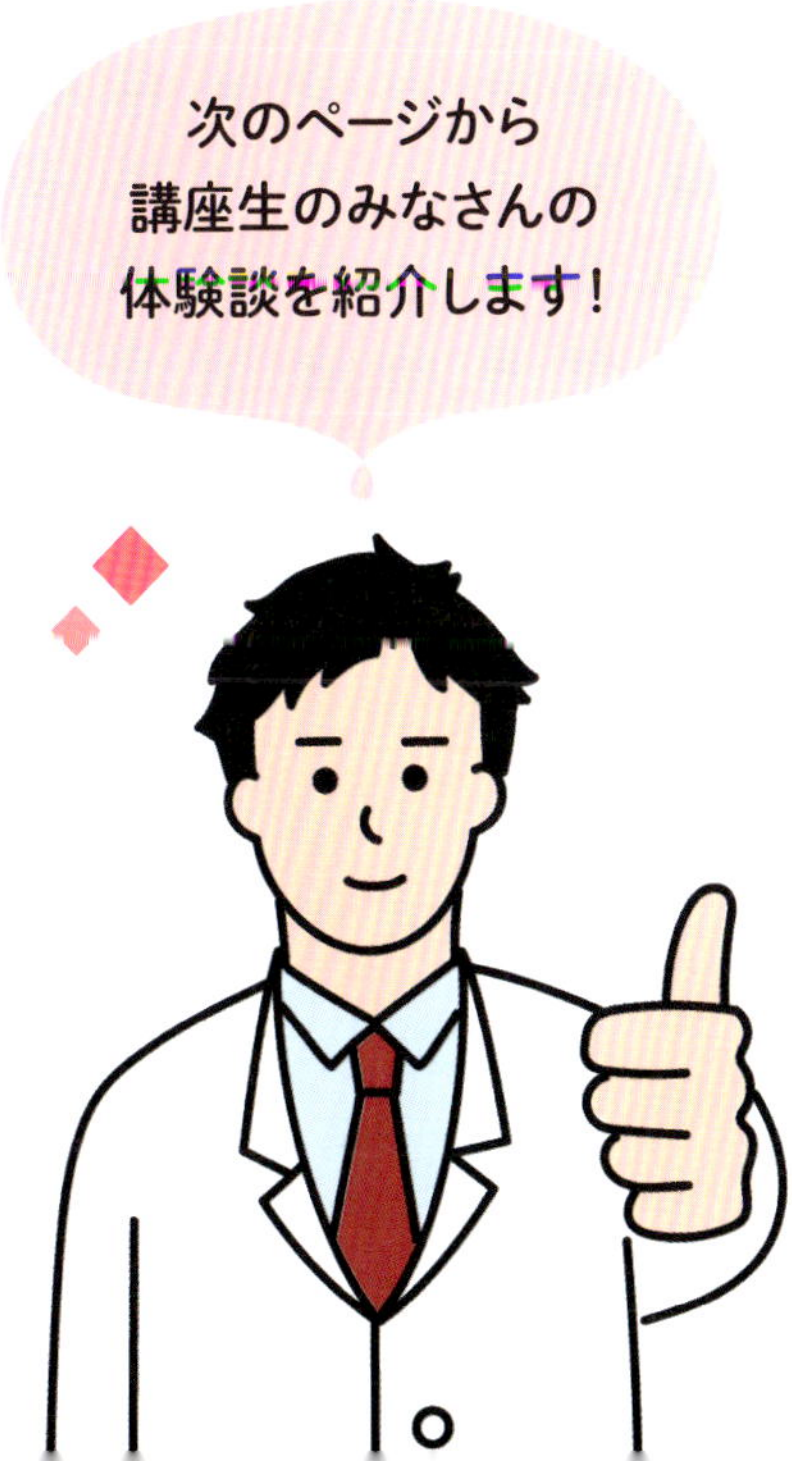
次のページから
講座生のみなさんの
体験談を紹介します！

Interview No.1

柿沼さん
（64歳）

45年間のダイエット生活と糖質中毒を克服し、ウエスト15センチ減！

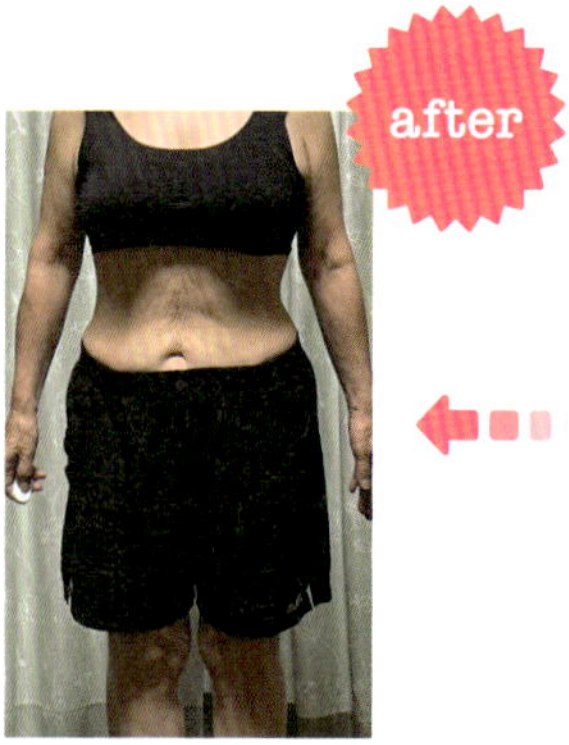

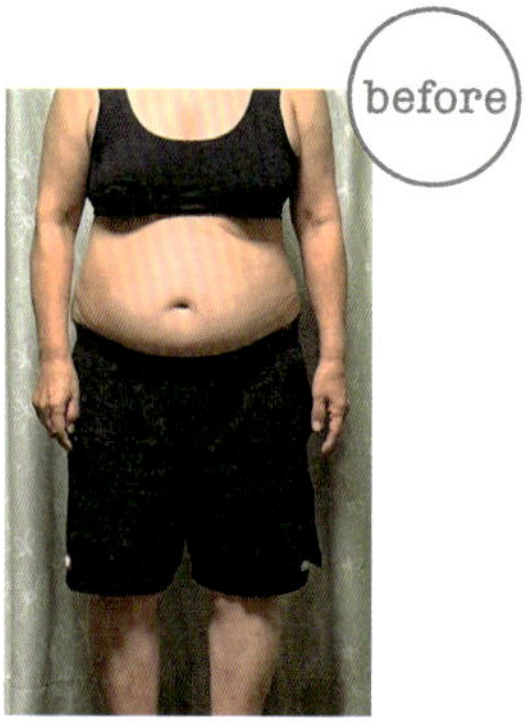

半年で	洋服サイズ	ウエスト	体脂肪率	体重
	3L→L	-15cm	-7%	-9kg

昔から食べることが大好きで、ダイエットとリバウンドを45年間も繰り返してきました。単品ダイエットや一食置き換え、ファスティングにサプリメント、一番よくやっていたのは糖質制限ダイエット。運動系だとジムやホットヨガ、趣味を兼ねてやっていた卓球では、体重が重すぎて両膝をケガしたこともあります。あらゆることに手を出しては、しんどくなってリバウンド……。

糖質中毒なので、ケーキバイキングではいつも余裕で15個は食べて、そのときは幸せオーラが出るけれど、現実に戻って鏡に映った自分の姿を見ると、情けなくて涙が出ました。このまま醜く死んでいくのは嫌だと思っていたときに、くどう先生の講座と出合ったんです。

まずは自分の現状を把握するため、直したほうがいいところを食事面と生活面に分けて書き出しました。食事は以前から定食型だったので、自信満々でしたが、「あすけん」でチェックしたら人の2倍も食べていて、その割に足りない栄養素も多いのに気づきました。そこで、栄養を補うお助け副菜を作り置き。お菓子などはあらかじめ入力して食べていい量を調べ、とくに大好きなスイーツは、食べる分だけ取り出して、残りは仕事場に持っていくなど、視覚情報をなくす努力をしました。

生活面では、スケジュールを可視化。23時には寝るようにしたのですが、年齢のせいか夜中に起きてしまうことも多くて。でも、先生から気にしなくていいといわれたので安心できました。

先生のフィードバックが一番大きな励みになったと思います。うまくいかないときは「そういうときがあっても仕方ないよ」と、アドバイスをくださり、がんばったことを「素晴らしい！」と褒めていただけて、ヘタレな自分もテンションが一気に上がりました。「やせたら着る！」と買っておいた服が着られて本当に嬉しいです。

Interview No.2

寺田さん
（49歳）

正しい知識を学んで、楽しく食べて飲みながらキレイにやせました

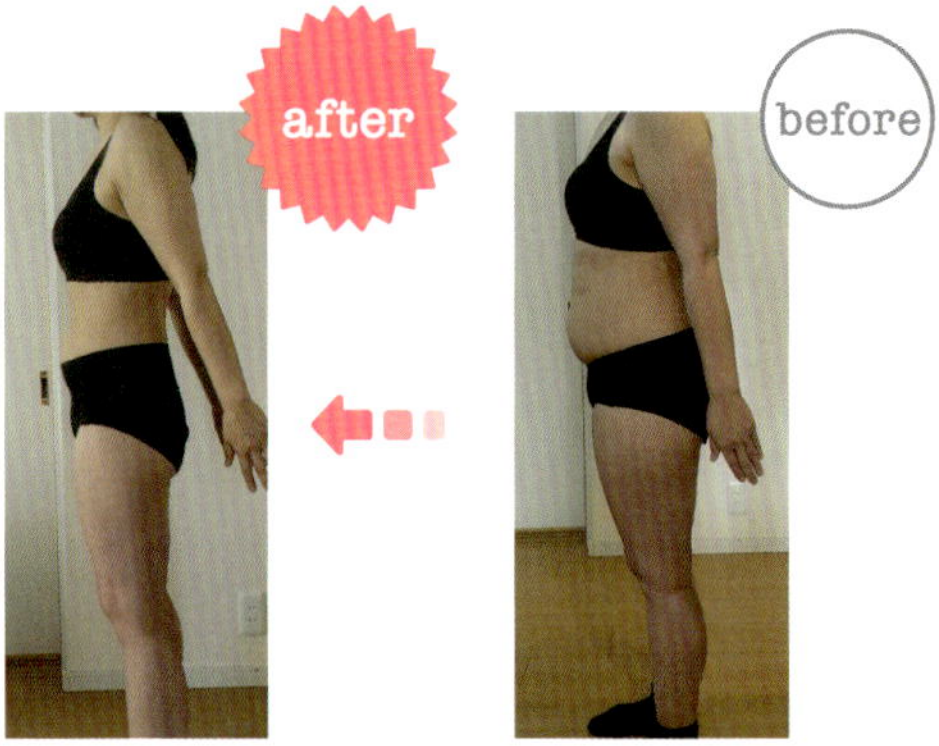

洋服サイズ	ウエスト	体脂肪率	体重	半年で
LL→M	-12cm	-5.4%	-8kg	

ビリーズブートキャンプやカーヴィーダンスなど、流行りのエクササイズもいろいろとやりましたが、運動は嫌いなので1か月も続かず……。糖質制限などの食事系ダイエットで、一時的に体重は減っても、逆に食べ物への欲求がものすごくなり、お菓子を無性に食べたくなってすぐにリバウンド。体重などの数値にばかり囚われすぎていたと思います。

正直、年齢的にも私はもうやせないと諦めていました。着られる服がだんだんなくなってきて、本当に危機を感じ始め

ていたときに、くどう先生のＹｏｕＴｕｂｅと出合ったんです。

まずは「あすけん」でカロリーやＰＦＣバランス、ビタミンやミネラルを整えるところから始めて、受講1か月で少し体が引き締まったなと感じました。先生の指導を守って、代謝が落ちないようにケアしながら摂取カロリーを程よく減らせたので、アラフィフでも体脂肪は落とせると気付いたんです。

講義内容が、やせるための知識が集約されていてとてもわかりやすく、成果の出る決め手になりました。

毎月写真を撮って記録していたのですが、一番やせたなと思ったのは4か月目ぐらいですね。半年で、洋服のサイズがＬＬからＭに変わりました。昔から知っている仕事関係の人に、「やせてキレイになったね」といってもらえたのが、すごく嬉しかったです。

もう少しアンダーカロリー作りを続けてあと2〜3kg落とせたら、それを維持していきたいなと思っています。

努力も苦労も苦しさもなく、楽しく外食したり、お酒を飲んだりしながらやせることができました。ダイエットは、ちゃんとした知識さえあれば楽しいものなんですね。私のようなダイエット難民には、この体脂肪特化ダイエットが合っていました。半年後には、想像もつかなかった自分に出会えたんですから！

Interview No.3

上田さん
（51歳）

報告を忘れても責められず、俯瞰したアドバイスをもらえたのが励みに！

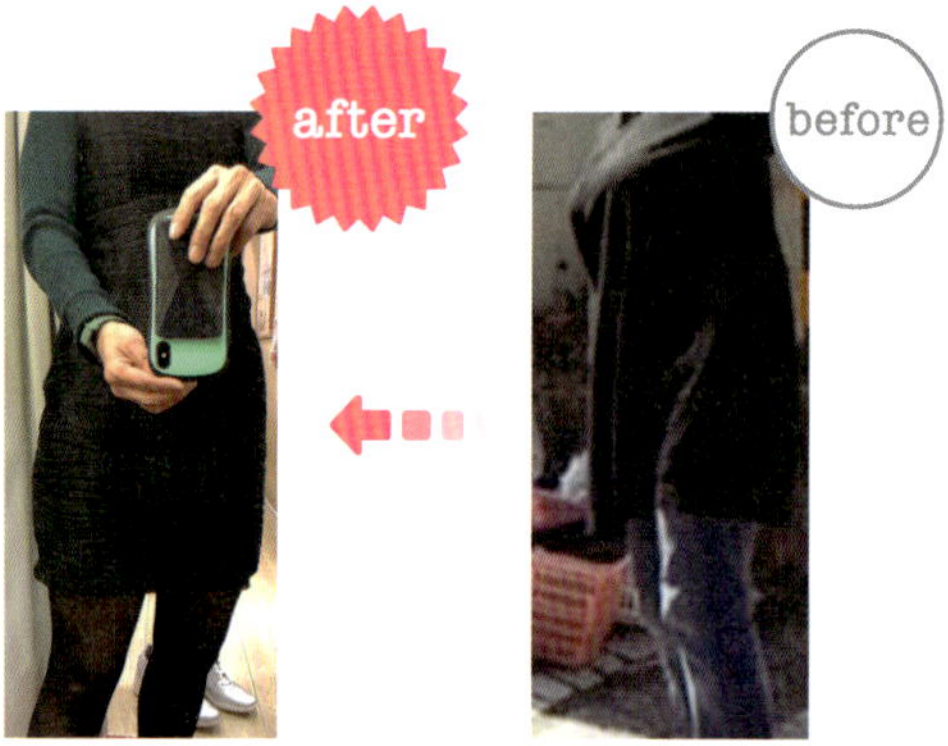

半年で	洋服サイズ	体脂肪率	体重
	LL→S	-8%	-10kg

私はいろんなYouTube動画を見ながらダイエットに取り組んできて、別のオンライン食事指導を受けたことも。でも、体重の変化があまりなく、「報告した通りに食べてないでしょ？」といわれたりして……。

諦めかけていたところに、くどう先生の講座を知り、半年で体重10kg、体脂肪率8％も落とせたんです。

結果が出せたのは、ひとえに「あすけん」の数字を、先生に報告することに尽きました。何を食べているか、それがどんな栄養素でできているか、アンダーカロリーになっているか、栄養バランスはどうかなど具体的に知る大切さを学びました。

とはいえ、私は自分に甘くて、言い訳をしては入力を忘れちゃう。で、栄養バランスが狂ってきて、体重も変わらなくなり、焦って食事制限してますますバランスが崩れる。でも、くどう先生は報告しなくても、バランスが崩れても、責めずにどうしたらいいのか俯瞰して見てくれたんです。データを見て分析し、次の目標を一緒に決めてくれるから、先生のためにも報告しなきゃと思うようになりました。

食べたものを忘れず入力するには、

入力が面倒な余分なものは食べない。夕食はともかく、朝昼は自炊して同じ献立にすれば、入力が簡単です。もちろん麦でもオートミールでも、味噌汁でもスープでも、とにかくパターンA〜Cとかに決めれば、残りのカロリーが把握しやすくなります。間食にアイスを食べていいか、後の食事で調整できるかも、「あすけん」に入力すればわかるから、判断が簡単です。

気づかないうちに無駄に摂っているカロリーを「上手にカットしよう」という位置づけで実践していけたので、あまりストレスにはなりませんでしたね。

もうしばらくは体脂肪を落としながら、健康と若さを維持したいです。

Interview No.4

山本さん
（65歳）

代謝を上げる生活を続けて、わずか半年で体脂肪マイナス10％を達成！

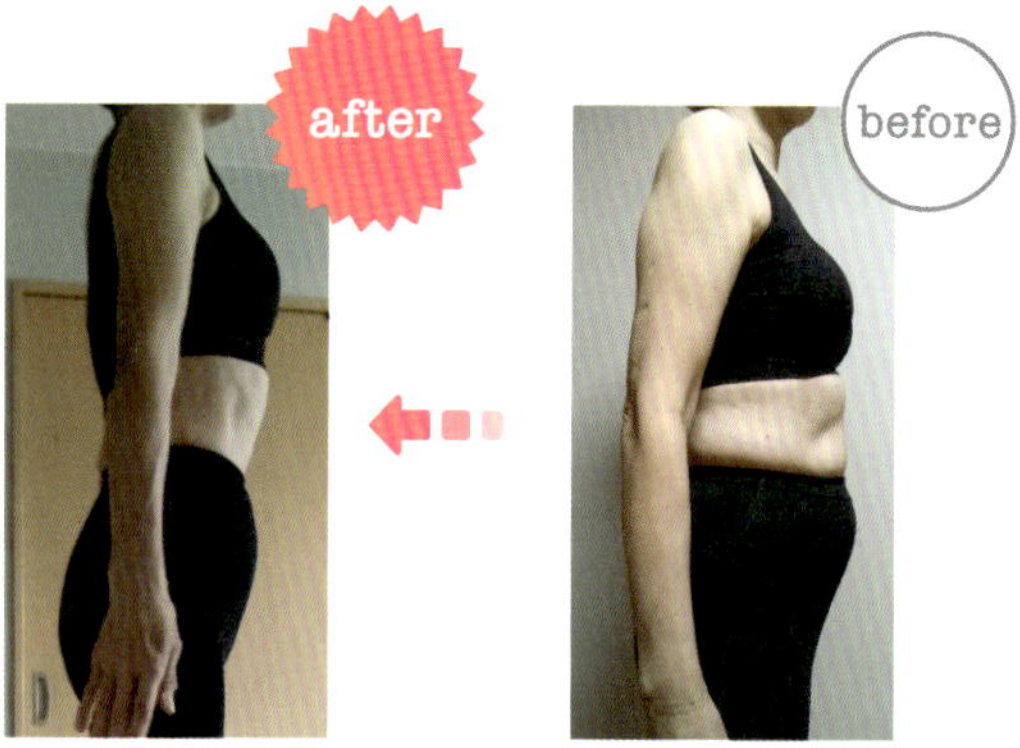

半年で

洋服サイズ	ウエスト	体脂肪率	体重
L→S	-10cm	-10%	-9kg

ダイエット本などを購入したり、スポーツジムを転々としたり。そうすると1kgくらいはすぐに落ちるのですが、また元に戻ることの繰り返しで、しだいに体脂肪率は上がる一方に。健康診断のたびにコレステロール値が高くなり、3年前より薬を飲むようになりました。若いときのような体形には二度と戻れないんだな～と諦めかけていたんです。

でも、くどう先生の講座に参加し、これまでのダイエットが典型的な体重フォーカス型で、実は代謝が低下してしまうなどデメリットのほうが大きいと指摘を受けました。

そこで、食事管理を行うために、先生と一緒に摂取カロリーなどを細かく決めていきました。さらに、1日6000歩を目標に、室内散歩や晴れの日はウォーキング。部屋の目につくところに水のボトルを置き、水分をこまめに摂るようにしました。また、睡眠も7時間は確保するようにして、代謝を上げる生活を心がけたんです。

毎月の報告に対して先生からのフィードバックがあり、状態を見て方向を正してもらえたことも、続けていく原動力となりました。

1か月後から確実に体重が落ちてきて、3か月頃からはパツパツだった服がゆるくなっていたのがはっきりわかりました。その時期から、筋肉量を維持するために筋トレも取り入れるよう指導してもらいました。

娘や友人たちにも、実際の年齢よりも若く見えるといってもらえて、最近では、「魔女」と呼ばれることも(笑)。これが最後のダイエットと決めて挑戦したのですが、目標以上の結果に今でも信じられないくらいです。

通院していた病院の先生にもびっくりされ、診断の結果、コレステロールの薬もストップとなりました。古い服は断捨離し、少しずつ新しい服を買って、おしゃれを楽しんでいます。

Interview No.5

田代さん
（54歳）

可視化とアウトプットでモチベを維持し、半年で体重がマイナス16kg！

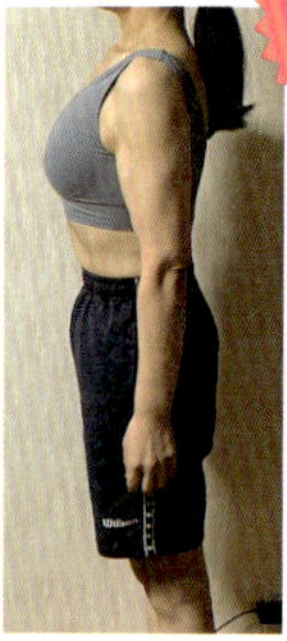

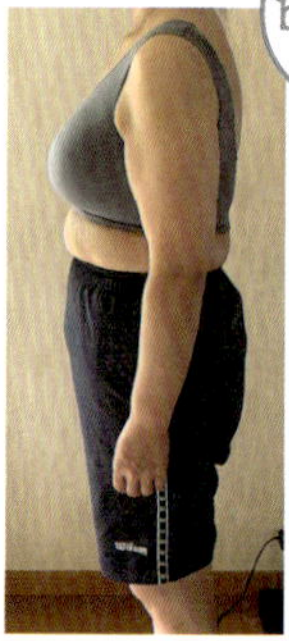

半年で

洋服サイズ	ウエスト	体脂肪率	体重
L→S	-16cm	-9%	-16kg

子どもの頃からずっと肥満体形で、16時間断食や糖質制限、有酸素運動など、あらゆるダイエットをやっていました。最初は調子よく体重が減るのですが、落ち方がにぶくなるとそれがストレスになって過食してしまい……結局なし崩し的にやめてしまうことの繰り返しでした。今思えば、短期的な数字ばかりを追いかけていたと思います。モチベーションが続かないのが、一番の悩みでしたね。

くどう先生の指導を受けて、まず可視化とアウトプットを習慣にしました。それまで自分の姿を直視したくなくて、写真も避けていたし、ウエストを測るのなんて数年ぶり！　でも、3か月が経過した頃から太ももの隙間が広くなり、5か月目くらいからお腹周りの体脂肪が落ちてきて、変わっていく自分を知ることが、モチベーションにつながりました。

最初はまだまだ数字に囚われていましたが、先生に相談する度に「心配することはない、順調だから」とアドバイスをもらえたので、数字が変わらなくても安心していられましたね。

入る服ではなく着たい服が選べるようになり、みんなから「やせてキレイになったね」と言われることも。そして、体が軽くなって休日にゴロゴロすることもなくなり、動くことが楽しくなったのも大きな変化です。

体も変わりましたが、一番に変わったのは気持ちです。今でもズボラで、甘いものが大好きで、すぐ飽きがくる性格は変わりません。実際、毎日甘いものも食べているし、旅行や飲み会のときなどは、「あすけん」の記録をサボることもあります。でも、先生のおかげで焦る気持ちがなくなり、サボった自分を許して、時間をかけて取り戻すことができるようになりました。

ずっと続けていけるダイエット法に出合えたので、今後は筋トレでボディメイクにも挑戦したいです。

Interview
No.6

東野さん
（53歳）

定食型に変えただけで、体重、体脂肪に変化が！

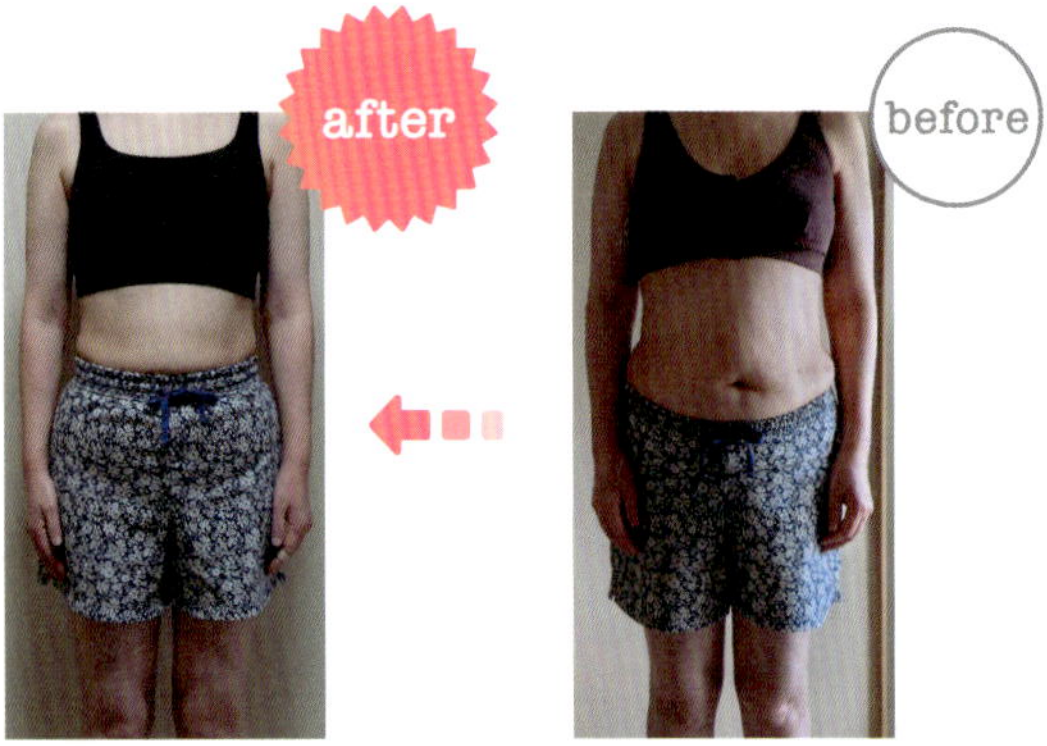

半年で

体重	体脂肪率	ウエスト	洋服サイズ
-7kg	-6%	-16cm	L→M

置き換えダイエットやジム通いなどを始め、これまでいろいろやっていました。ジムに通っていたときは、同時に無理な食事制限もしていたので、やせたけれど体調を崩してしまいました。結局どれも、多少体重は減ってもやめるとすぐにリバウンドしたり、逆に太ったりして長続きしなかったんです。しだいに何をやっても体重が落ちなくなり、ダイエット自体を諦めかけていました。

くどう先生の講座を受講する前に、実は先生のＹｏｕＴｕｂｅ動画を見て、定食型の食事を実践してみたんです。すると、体重が落ち始めたこともあって、講座を受けるように。

摂取カロリーとPFCバランスを、それまで以上に意識するようにしたら、体重だけでなく体脂肪も落ち始め、4か月目くらいで、お尻が小さくなったと言われたんです。その後、半年でウエストが16㎝もサイズダウンして、お腹周りがスッキリしました。特別な運動は、もちろんしていません。

それまでは持っていた服がみんなパツパツになってしまい、入る服だけを着ていたのですが、やせたことでほとんどの服が再び着られるようになったのは、とても嬉しかったですね。

ここまで続けられたのは、くどう先生の講義できめ細かいフィードバックがあり、「100点を目指す必要はない」「体重に一喜一憂しなくてもいい」と何度も言ってもらえたことが大きかったです。とにかく気持ちが楽になりましたね。

この半年間、ダイエットしているという感覚はほとんどなく、ときにはお菓子やケーキを食べたり、お酒も飲んだりしていましたが、それでも体重、体脂肪を減らすことができました。

先生からは、自分の現状を把握し、地に足をつけて少しずつ食事や活動量、睡眠などを改善していった成果だとほめてもらい、励みになっています。

著者

体脂肪専門家くどう

体脂肪を落とす専門家。世の中にあるダイエット法のほとんどは「体重を落とすダイエット」であり、それとは違う体脂肪に特化したダイエット動画をYouTubeで発信。企業で約10年間、研究職に従事した経験を基に体脂肪の落とし方を猛勉強し、3か月で自身が体重－10kg、体脂肪－10%を達成する。現在、食事メインで体脂肪を落とすことに特化したダイエット講座を運営。累計600人以上の女性たちをマンツーマンで丁寧に指導し、成果を出し続けている。

YouTube　体脂肪専門家くどう・体脂肪を狙って落とすダイエット講座

代謝《たいしゃ》は落《お》とさず脂肪《しぼう》だけ落《お》とす、ずるい食《た》べ方《かた》

体《たい》脂《し》肪《ぼう》狙《ねら》い撃《う》ちダイエット

2024年9月20日　初版発行

著　者　体《たい》脂《し》肪《ぼう》専《せん》門《もん》家《か》くどう

発行者　山下　直久

発　行　株式会社KADOKAWA
〒102-8177　東京都千代田区富士見2-13-3
電話：0570-002-301（ナビダイヤル）

印刷所　TOPPANクロレ株式会社

製本所　TOPPANクロレ株式会社

●お問い合わせ
https://www.kadokawa.co.jp/（「お問い合わせ」へお進みください）

※内容によっては、お答えできない場合があります。※サポートは日本国内のみとさせていただきます。
※Japanese text only　定価はカバーに表示してあります。

ISBN 978-4-04-607109-5　C0077